たった 自然に 7日間で やせていく体を つくる本

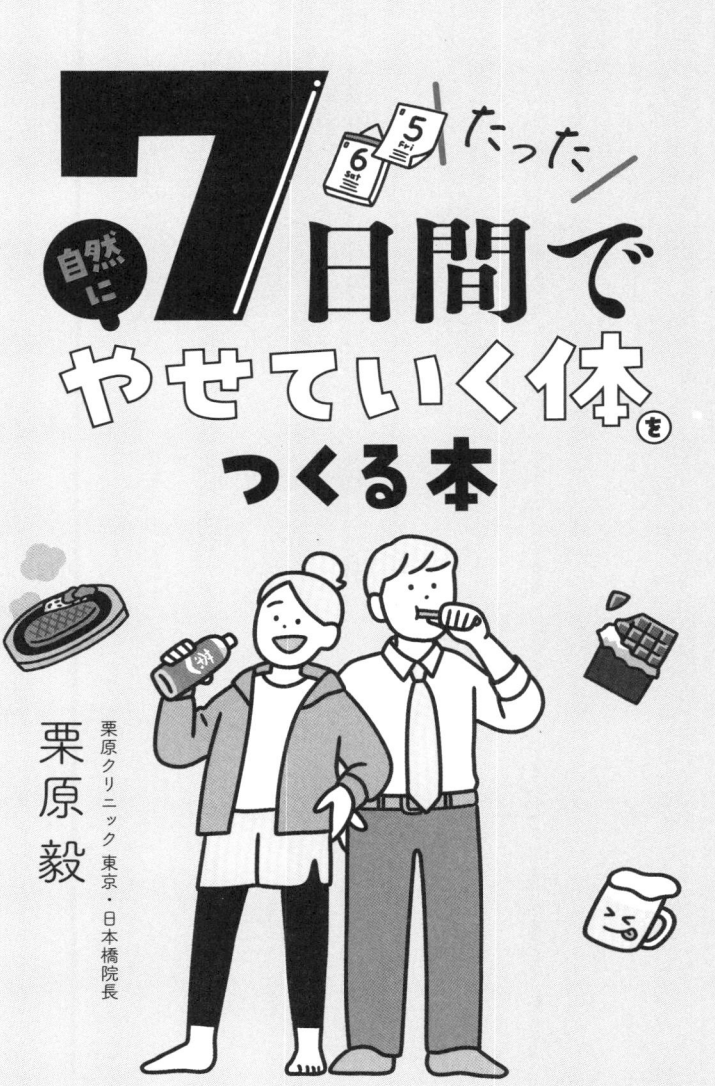

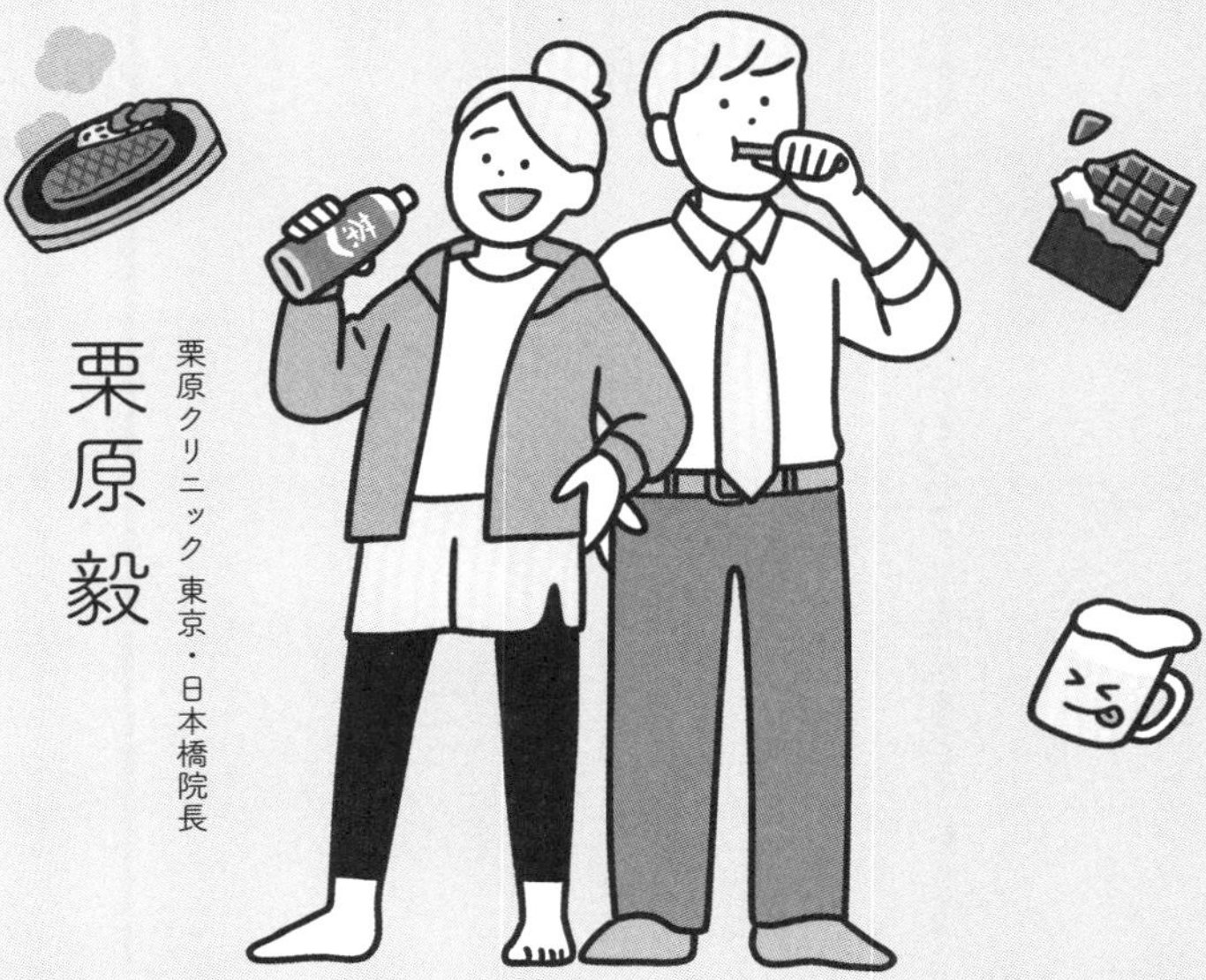

栗原 毅
栗原クリニック 東京・日本橋院長

Gakken

はじめに

「たった7日間で自然にやせていく体をつくることができるの?」

と、半信半疑で本書を手に取った方も多いのではないでしょうか。私は自信を持って「**できます! しかも、そんなに難しいことではありません**」とお答えしたいです。この本に書かれていることを少しずつ実践していけば、ダイエット成功への道筋をつけることができますし、7日間もすれば体の変化を感じることができるでしょう。

激しい運動は不要です。極端な食事制限も必要ありません。日々の食事の内容や食事の方法をほんのちょっとだけ見直し、軽い運動を取り入れるようにすれば、みなさんの体は確実に、そして劇的に変わっていきます。

まずは、ノルマを設定せずに始めてみてください。「今日から○○を断つ」「毎日必ず□□を食べる」「毎食後、△回のスクワットを日課にする」というように、厳しめのルールを自らに課すと、たいてい長続きしません。**無理は禁物**——。これがダイエットの基本であり、**成功に導く合言葉**です。ゆるーく、適当に、気負わずにやっていきましょう。

クリスマスにお正月、季節ごとのイベントは暴飲暴食をしてしまいがちです。でも、たとえ食べすぎてしまっても、まったく運動できない日があっても、決して自分を責めないでください。落ち込む必要もありません。また翌日から改めて、気軽に、気長に取り組む――その姿勢が大切です。

肥満が解消されれば、脂肪肝が改善され、糖尿病、高血圧、脂質異常症、高尿酸血症、心筋梗塞、脳梗塞などの生活習慣病になりにくくなります。そうすれば、当然、健康寿命は延びます。体が軽く感じられたり、家族や知り合いから「きれいになったね」「かっこよくなったね」と言われることもあるでしょう。まさに、いいことずくめです。

今よりも健康的で幸せな人生を送るために、できることから始めてみませんか。効果を実感できたとき、「やってよかったな」と、きっと笑顔になれると思います。

栗原クリニック東京・日本橋 院長
栗原 毅

CONTENTS

002 はじめに

Introduction
やせるためにやることは、たったこれだけ！

008 ①食前にお酢・高カカオチョコレートを摂る
009 ②緑茶を常飲する
010 ③果物を控える
011 ④お酒は飲んでもOK
012 ⑤口腔ケアをする
013 ⑥短時間のスクワットをする

体が自然とやせる1日のタイムスケジュール

015 ①平日の過ごし方
016 ②休日の過ごし方
017 ③飲み会がある日の過ごし方
018 ④ランチ会がある休日の過ごし方

第1章
ぽっこりお腹は脂肪肝のせいだった！

020 肥満は脂肪肝が進んでいる可能性大
自覚症状のない脂肪肝に要注意！
022 Topics 飲酒しなくても脂肪肝になる
024 40歳を過ぎたら内臓脂肪に要注意
ぽっこりお腹の原因となる3つの脂肪
026 健康診断の数値でわかる
脂肪肝・内臓脂肪のチェック方法
028 糖質を摂りすぎると数値が急上昇！
食後血糖値が高いと脂肪がつきやすい
030 ダイエット後に起こるリバウンドの正体
過度なダイエットは逆効果になる
032 Topics 閉経後の女性は2倍速で脂肪がつく!?

034
糖尿病・がん・認知症など万病のもと！
増えすぎた脂肪が病気を引き起こす

036
Column
〝ご褒美〟やストレスもリバウンドの原因になる

第2章 勝手に体重が落ちる食事の摂り方

038
食事の内容を見直すことから始めよう
7日間で「やせた」を実感できる！

040
いつもの糖質をほんの少し減らすだけ
「糖質ちょいオフ」を実践する

042
Topics
カロリー計算は必要なし！

044
肉・魚・卵を毎日食べることが大切
動物性たんぱく質を積極的に摂る

046
食後の果物は糖質過多の一因に！
果物をやめるだけで脂肪が減る

048
毎日食べたい健康食品を覚える
食事の合言葉は「お魚、好きやね」

050
太らない食事の基本は「カーボラスト」
炭水化物は食事の最後に食べる

052
Topics
よく噛んで食べると太りにくくなる

054
しっかり食べるのは朝と昼！
食事の時間を決め、夕飯は少なめに

056
Column
健康的なサラダが太りやすい食べ物に変わる？

第3章 みるみるお腹が凹むおすすめの食品

058
食前に飲むと血糖値の上昇を抑制する
食事前に大さじ1杯のお酢を飲む

060
毎日のチョコレート習慣で脂肪が燃焼する
食前・食間に高カカオチョコレート

062 Topics 緑茶を飲むだけで病気予防になる

064 脂身も食べすぎなければ問題なし
やせるために肉を控えなくてもＯＫ

066 さまざまな栄養素を含んだ完全栄養食品
卵は１日３個食べても問題なし

068 食物繊維が豊富な超優良食品
海藻ときのこはダイエットの味方

070 体内では生成できない必須脂肪酸
青魚のＥＰＡ・ＤＨＡを摂る

072 Topics 常用したい良質な油とは？

074 白いものほど太りやすい!?
炭水化物は白よりも「茶か黒」

076 食べすぎや塩分過多を防ぐために
なるべく「だし」のうまみを活用する

078 低糖質・高たんぱくの食品をチョイス
小腹が空いたらコンビニを活用する

080 中毒性からつい食べすぎてしまうものも…
なるべく避けたい危険な飲料・食品

082 購入前にまずはラベルを確認
栄養成分表示をチェックする

084 Column 外食での太らない食べ方〈ファミレス編〉

第4章 お酒を飲んでもＯＫ！太らない飲み方

086 飲みすぎなければ寿命が延びる!?
適量のお酒で肝臓が活性化する！

088 Topics おすすめは太りにくい「蒸留酒」

090 梅酒やリキュールは糖質が高め
太りやすいお酒の見分け方

092 ややこしいお酒の種類を把握する
「糖質オフ」「糖類ゼロ」でも太る？

第5章
生活習慣を変えるだけでやせる名医のワザ

094 空腹で参加すると飲酒量が増えてしまう
飲み会の前に小腹を満たしておく
096 食べる順番で血糖値の上昇を抑える
飲み会で選びたいおすすめメニュー
098 Topics シメのラーメンは「最悪の選択」
100 Column 外食での太らない食べ方〈酒場編〉
102 全身の筋肉の約7割は〝下半身〟
下半身を鍛えるとやせやすくなる
104 Topics スロースクワットで脂肪が減る
106 いつもの移動が運動習慣になる!
いつの間にかやせる「歩き方」
108 毎日の入浴をより有意義にする方法
バスタイムがやせる時間になる
110 睡眠不足はメタボの原因に…
睡眠の質によって体重が変化する
112 ダイエットの意外な盲点
歯周病もやせられない原因だった!
114 Topics 舌ブラシで歯周病を防ぐ!
116 心の不調が肥満に結びつく
自律神経を整えるとやせ体質になる
118 Topics 没頭できる趣味を持とう
120 自律神経を整えながらトレーニング
「ドローイン」でストレスを解消
122 Column 百害あって一利なし! タバコは今すぐにやめる
123 巻末特典 食材別の栄養成分一覧

やせるためにやることは、
たったこれだけ！

1

食前にお酢・高カカオチョコレートを摂る

食事の前にお酢を飲んだり、高カカオチョコレートを食べたりすることで、食後血糖値が上がりにくくなります。毎日のちょっとした習慣にすることで、太りにくい体になります。

POINT

□毎日大さじ1杯のお酢を飲む
□カカオ含有率70％以上のチョコレートを食べる

→P58、P60へ

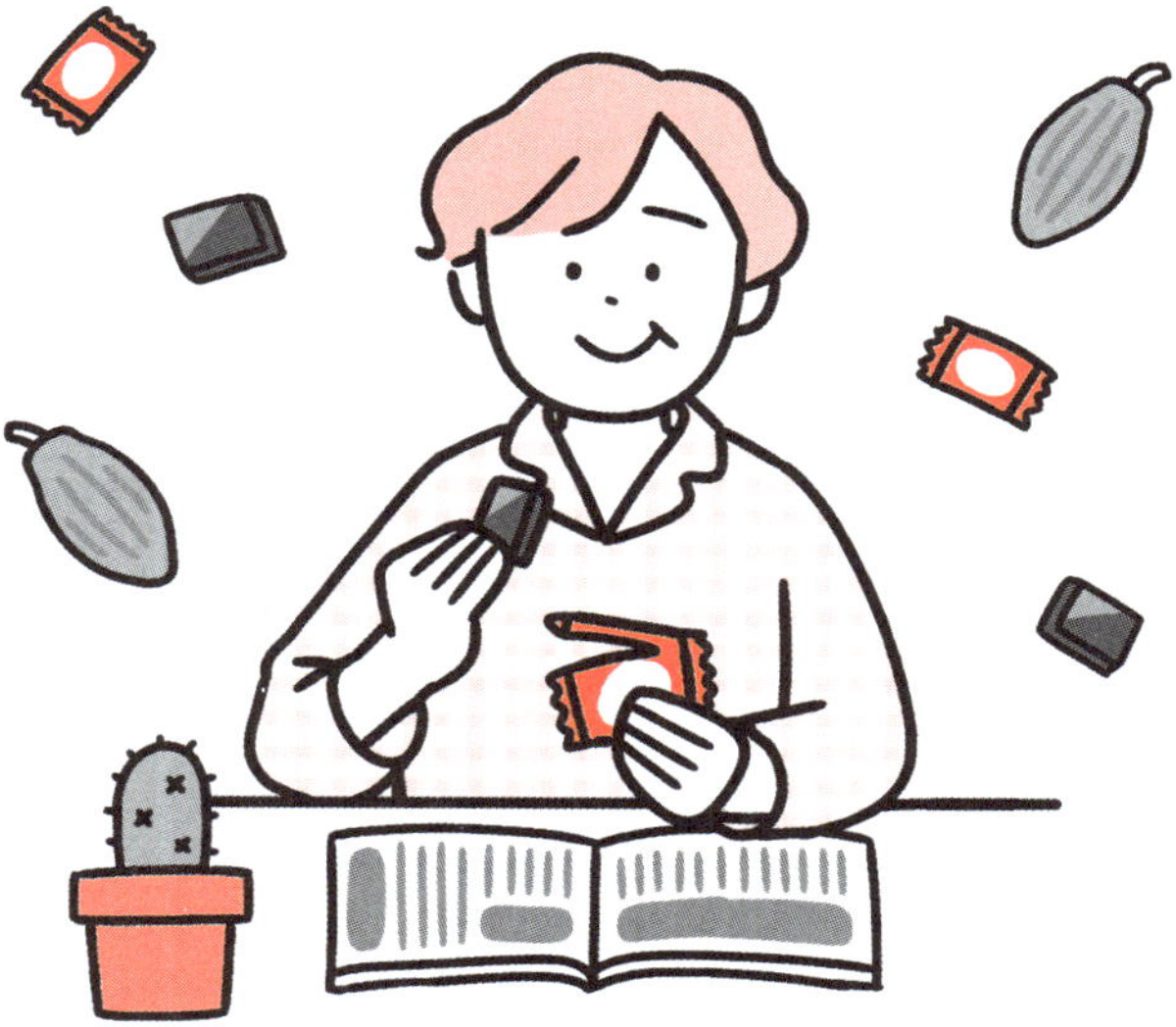

やせるためにやることは、たったこれだけ！

②

緑茶を常飲する

さまざまなお茶があるなか、もっとも健康効果が高いのは緑茶です。濃い緑茶ほど体脂肪を燃焼させるだけでなく、病気の予防や殺菌作用など、さまざまな効果が得られます。

POINT

□高濃度茶カテキンが脂肪の代謝を活発にする

□ペットボトルの緑茶でも効果あり

→P62へ

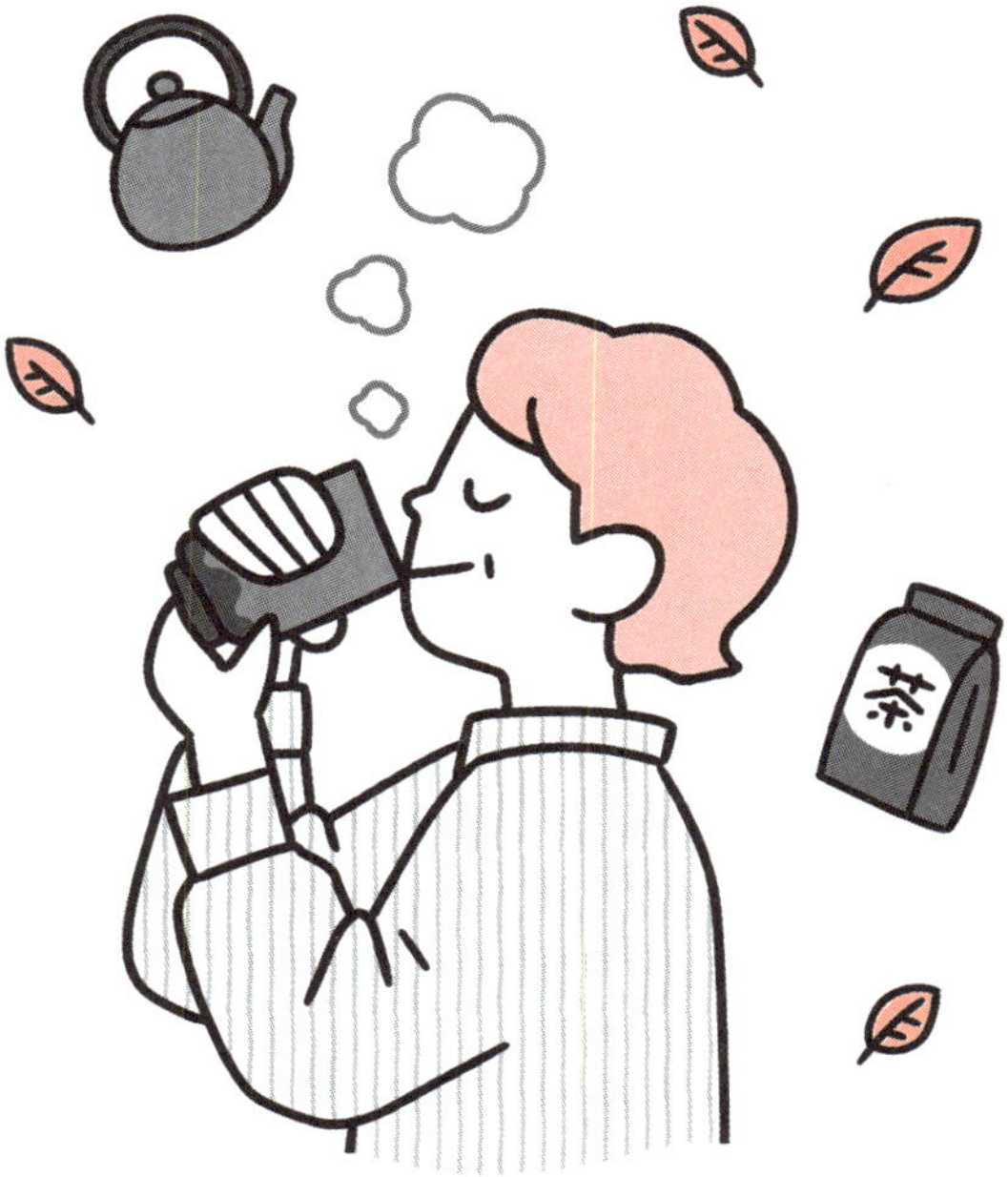

やせるためにやることは、
たったこれだけ！

③

果物を控える

「健康に気をつかっているのに、なぜかやせない」。その原因は果物の食べすぎかもしれません。果物をやめたり、量を減らすことで内臓脂肪が減っていきます。

POINT

□果物は脂肪が増え、太りやすい食べ物

□ビタミンやミネラルを摂れるが、問題は糖質

→P46へ

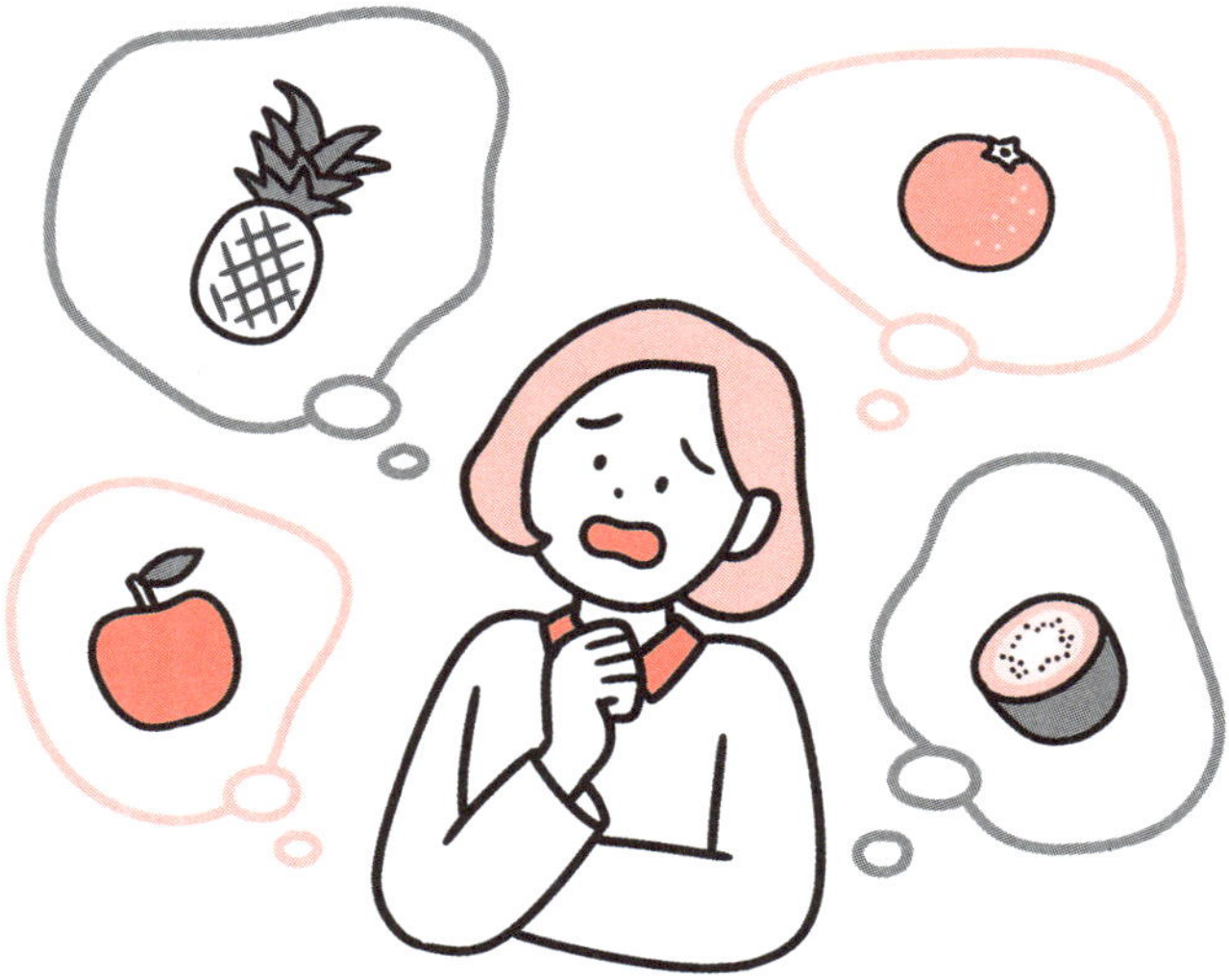

やせるためにやることは、
たったこれだけ！

④

お酒は飲んでもOK

お酒は飲み方さえ間違えなければ、ダイエットの味方になります。また、飲むお酒の種類によっても、体に与える影響が変わります。お酒好きの人は太らない飲み方を実践しましょう。

POINT

- □お酒を飲むなら適量の蒸留酒
- □お酒よりも問題なのは、おつまみの内容

→P86へ

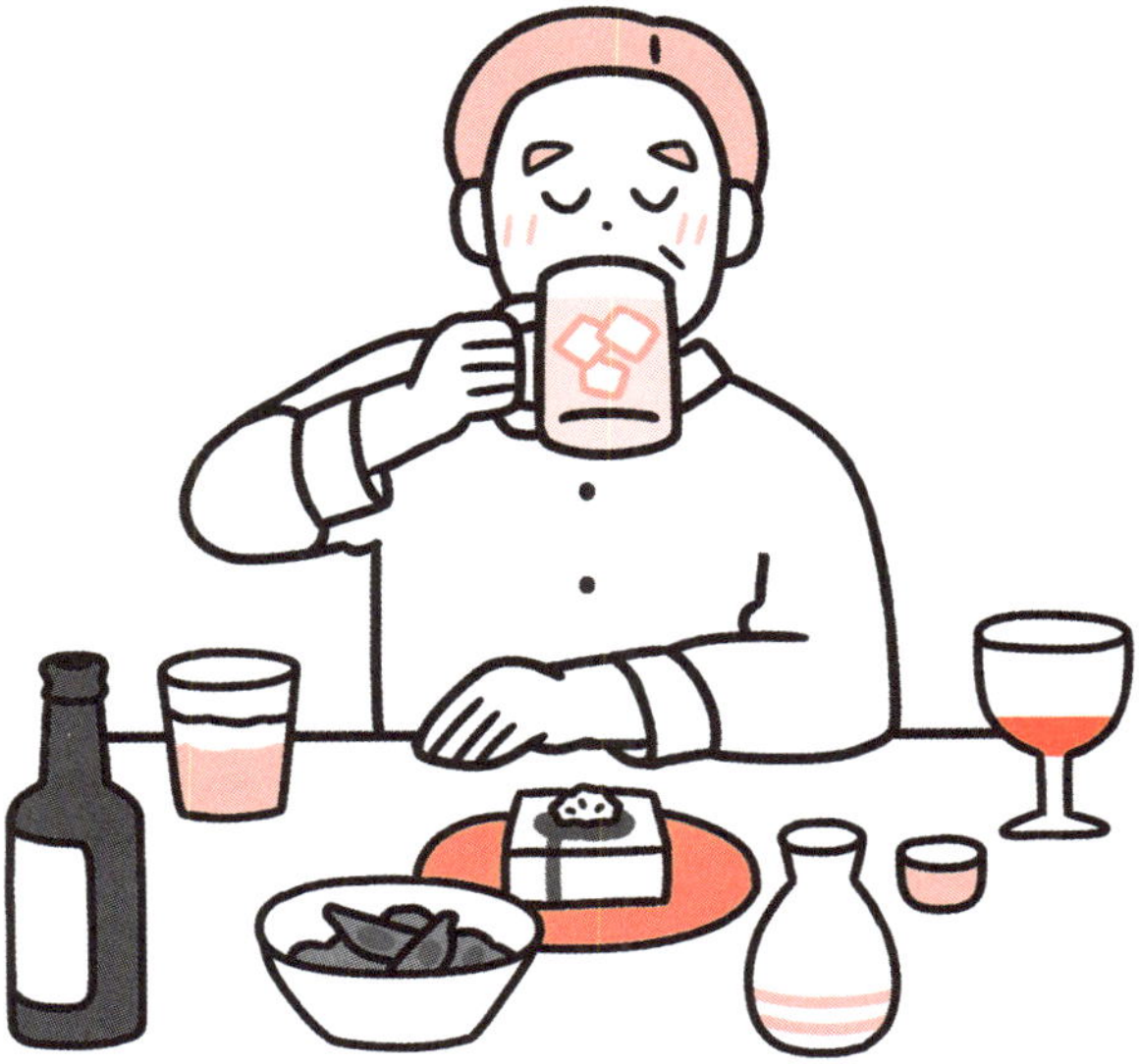

やせるためにやることは、
たったこれだけ!

5

口腔ケアをする

口腔ケアを怠り、歯周病菌が蔓延すると、さまざまな病気の引き金になります。肥満や脂肪肝も、歯周病菌が影響を与えます。口腔ケアは脂肪を減らすためにも役立つのです。

POINT

□歯周病菌は全身の健康に悪影響を与える

□歯だけでなく、舌も磨くとより効果的

→P112へ

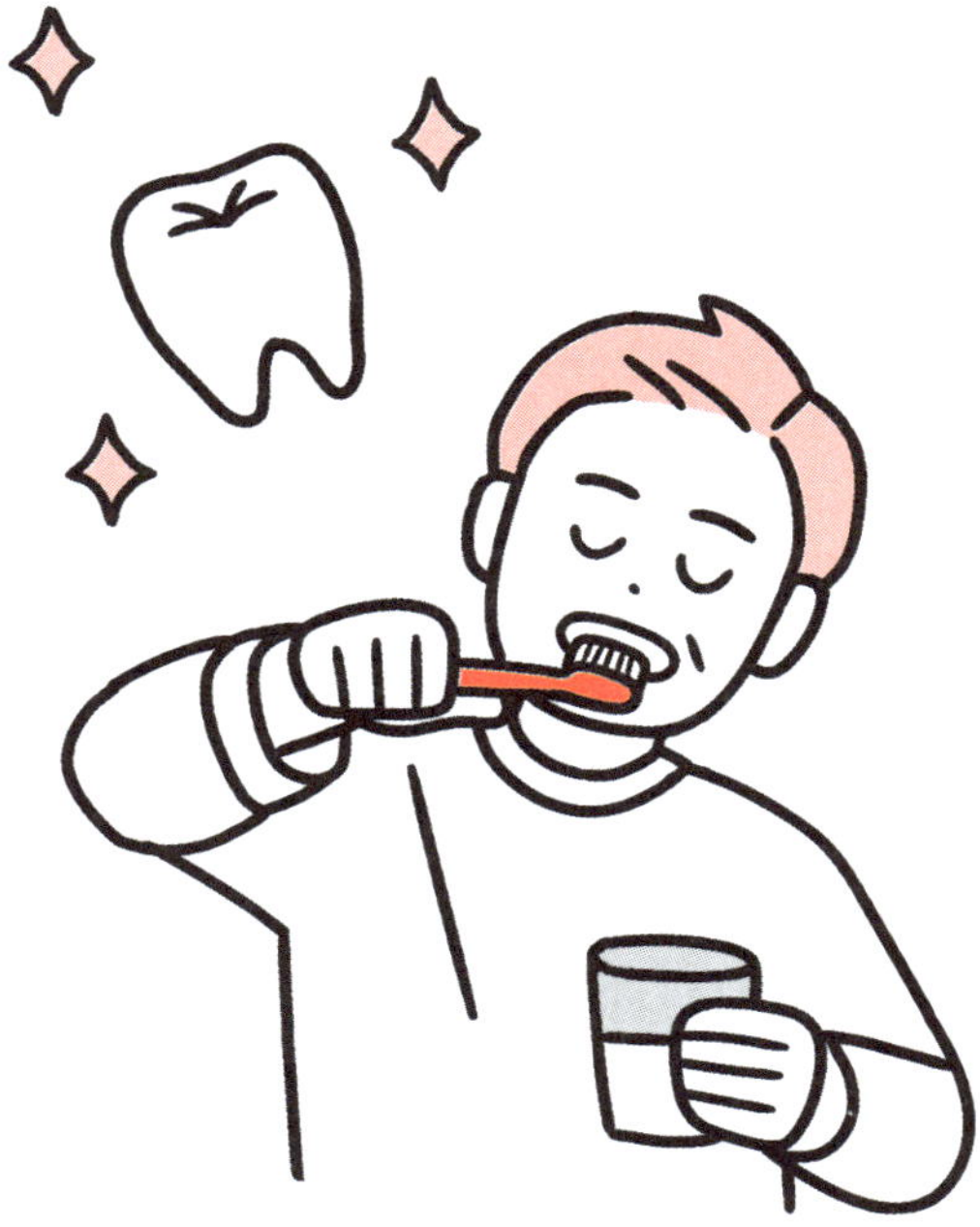

やせるためにやることは、たったこれだけ！

6

短時間のスクワットをする

やせるため、無理な運動をする必要はありません。家の中で短時間のスクワットをするだけで十分です。テレビを見ながら、気軽に体を動かしましょう。

POINT

□誰でも簡単！ 自宅で「スロースクワット」

□下半身を鍛えると脂肪が燃焼しやすくなる

→P104へ

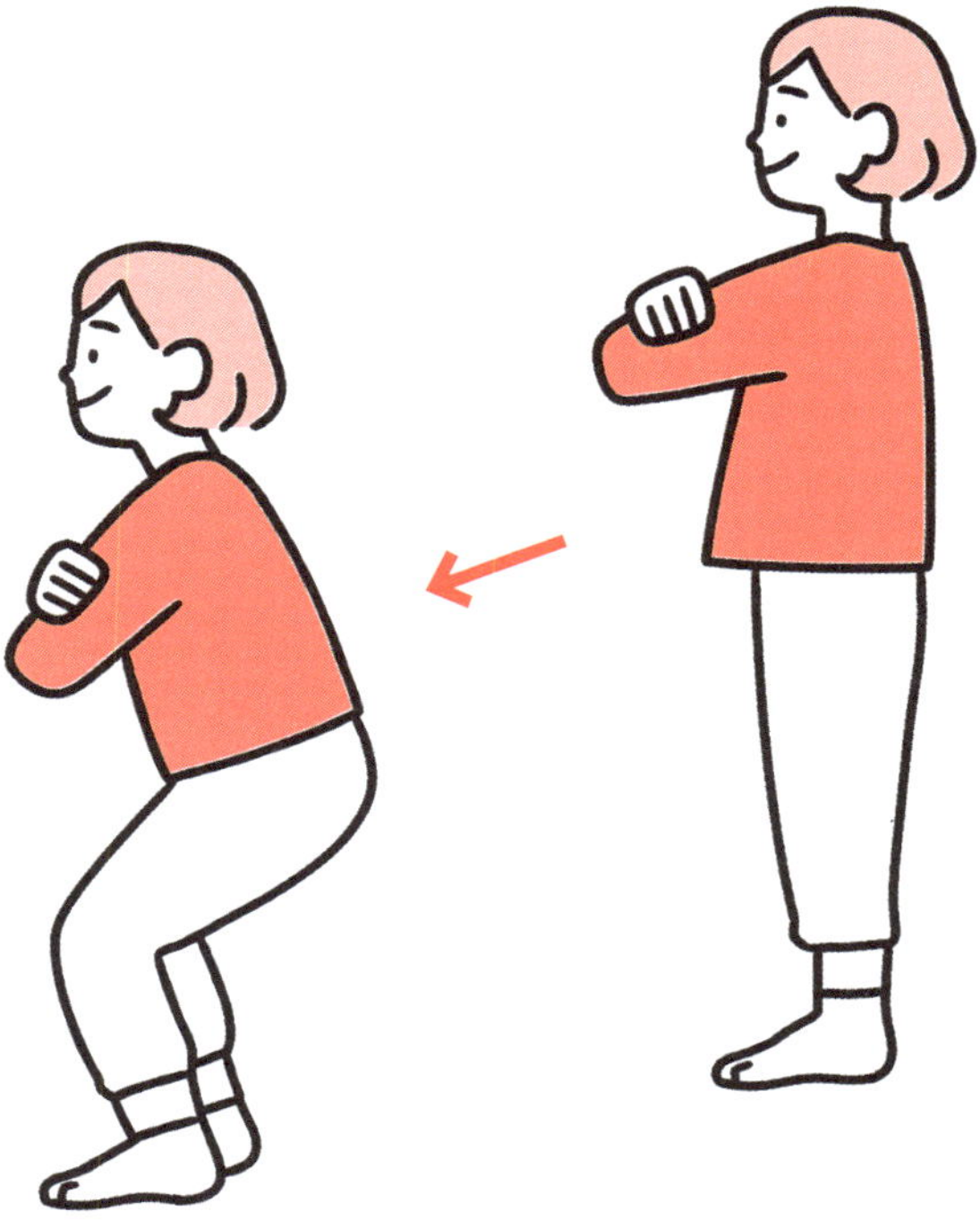

7日間で
効果を実感！

体が自然とやせる

1日のタイムスケジュール

やせるためには何をどう食べるかだけでなく、どのような1日を過ごすかも大切です。そこで、1日のタイムスケジュールを4パターン提案します。厳密にスケジュールを守る必要はありませんが、これから提案するタイムスケジュールに近づけることで、体に嬉しい変化が起こるでしょう。

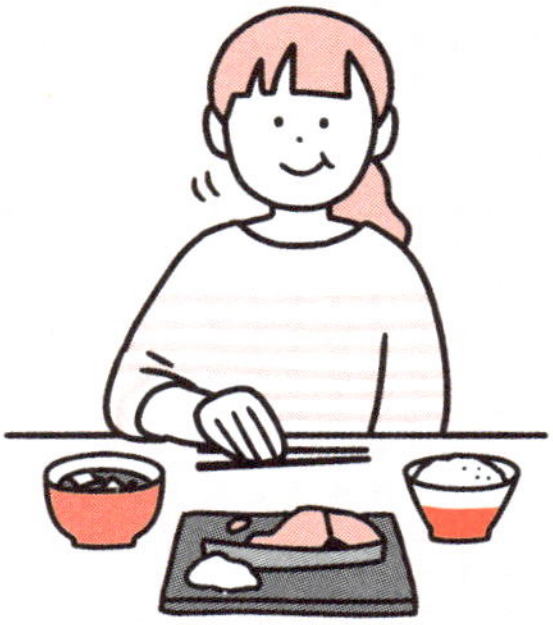

名医がすすめる！ダイエットプラン

①平日の過ごし方

②休日の過ごし方

③飲み会がある日の過ごし方

④ランチ会がある休日の過ごし方

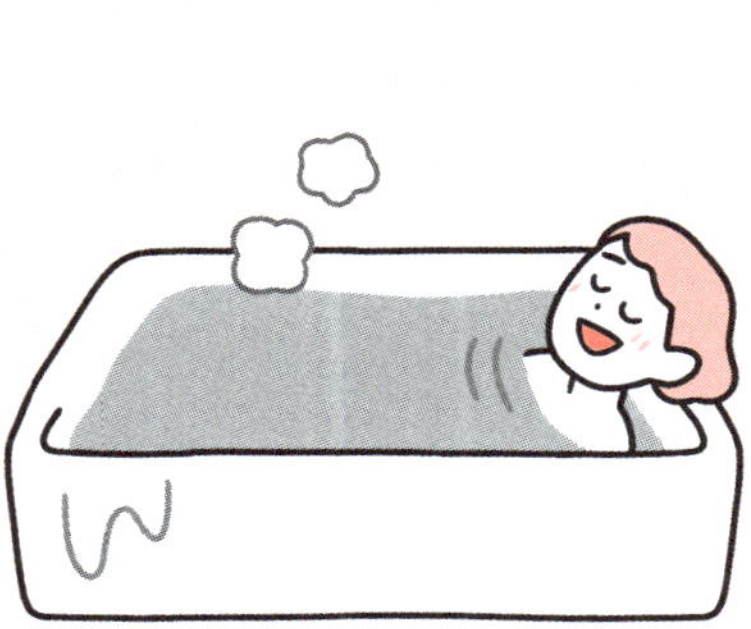

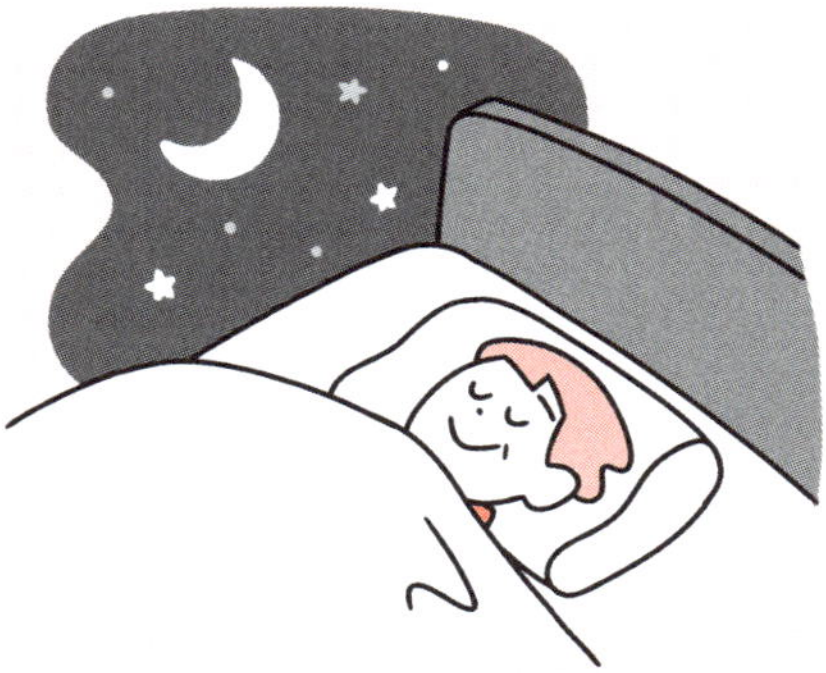

①

平日の過ごし方

［毎日一定のリズムで生活する］

06:30 起床。**歯磨き**か**うがい**をする

07:00 食前に**高カカオチョコレート**を食べる。糖質ちょいオフの朝食を摂る

08:00 家を出る

09:00 仕事を始める

Point
起きる時間、食事の時間、寝る時間などをなるべく一定にしましょう

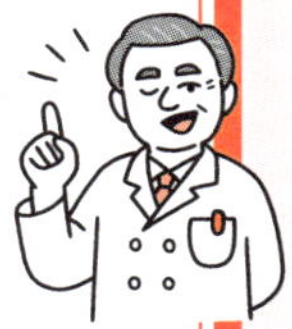

10:30 小腹が空いたときは**高カカオチョコレート**を食べる

12:00 食前に**高カカオチョコレート**を食べる。糖質ちょいオフの昼食を摂る

15:00 小腹が空いたときは**高カカオチョコレート**を食べる

17:00 仕事を終える

19:00 食前にお酢を飲み、**高カカオチョコレート**を食べる。朝食、昼食よりも糖質を控えた夕食を摂る

21:30 ぬるめの湯で15分ほど入浴する

22:30 テレビを見ながら**スロースクワット**をする

23:30 入眠する。寝る前に歯を磨き、寝ながらスマホを見ないようにする

②

休日の過ごし方

［平日と同じ時間に食事・睡眠］

06:30　平日と変わらない時間に起床。**歯磨き**か**うがい**をする

07:00　週に一度は好きな朝食を摂る

08:00　掃除などの家事をする

Point

休日であっても、生活のリズムを崩さないことが健康につながります

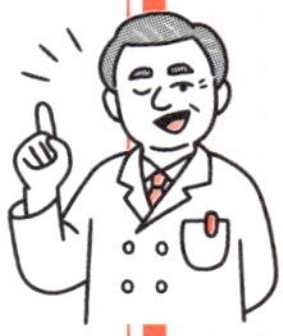

10:00　ショッピングや趣味の時間にする

10:30　小腹が空いたときは**高カカオチョコレート**を食べる

12:00　食前に**高カカオチョコレート**を食べる。週に一度は好きな昼食を摂る

15:00　小腹が空いたときは**高カカオチョコレート**を食べる

17:00　帰宅後、テレビを見ながら**スロースクワット**をする

18:00　ぬるめの湯で15分ほど入浴する

19:00　食前にお酢を飲み、**高カカオチョコレート**を食べる。週に一度は好きな夕食を摂る。**お酒を飲んでもOK**

23:30　入眠する。寝る前に歯を磨き、寝ながらスマホを見ないようにする

③

飲み会がある日の過ごし方

［日中から飲み会に備える］

06:30 起床。**歯磨き**か**うがい**をする

07:00 食前に**高カカオチョコレート**を食べる。糖質ちょいオフの朝食を摂る

08:00 家を出る

Point

1日トータルで考えて、3食で摂る糖質量などを調整してください

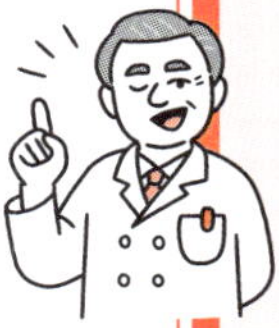

09:00 仕事を始める

10:30 小腹が空いたときは**高カカオチョコレート**を食べる

12:00 食前に**高カカオチョコレート**を食べる。糖質ちょいオフの昼食を摂る。夜に備えてごはんの量を少なくする

15:00 小腹が空いたときは**高カカオチョコレート**を食べる

17:00 仕事を終える。飲み会での食べすぎを防ぐため、低糖質・高たんぱくなものを軽く食べておく

19:00 飲み会の前に、**高カカオチョコレート**を食べる。飲み会でもなるべく糖質を控えたメニューを注文する

21:00 飲み会終了。シメのラーメンなどを食べないようにする

22:00 帰宅後、それほど酔っていなければストレッチをする

23:30 入眠する。寝る前に歯を磨き、寝ながらスマホを見ないようにする

④

ランチ会がある休日の過ごし方

［1日の食事量を調整する］

06:30	起床。**歯磨き**か**うがい**をする
07:00	食前に**高カカオチョコレート**を食べる。糖質ちょいオフの朝食を摂る
08:00	家事を始める
10:00	小腹が空いたときは**高カカオチョコレート**を食べる
12:00	ランチ会に参加。たまに参加する程度であれば、好きなものを食べても大丈夫。食前に**高カカオチョコレート**を食べる
16:00	小腹が空いたときは**高カカオチョコレート**を食べる
16:30	夕飯の買い物に出かける。車や自転車を使わず、なるべく歩いて行く
19:00	食前にお酢を飲み、**高カカオチョコレート**を食べる。ランチを食べすぎた場合は、いつもより夕食の量を減らす
21:30	ぬるめの湯で15分ほど入浴する
22:30	テレビを見ながら**スロースクワット**をする
23:30	入眠する。寝る前に歯を磨き、寝ながらスマホを見ないようにする

Point

昼食を食べすぎたときは、夕食の量をいつもより減らしてください

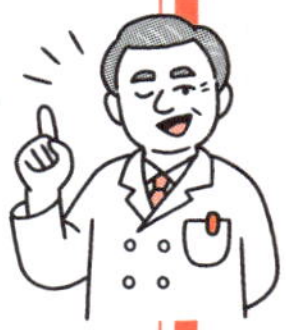

第1章

ぽっこりお腹は脂肪肝のせいだった！

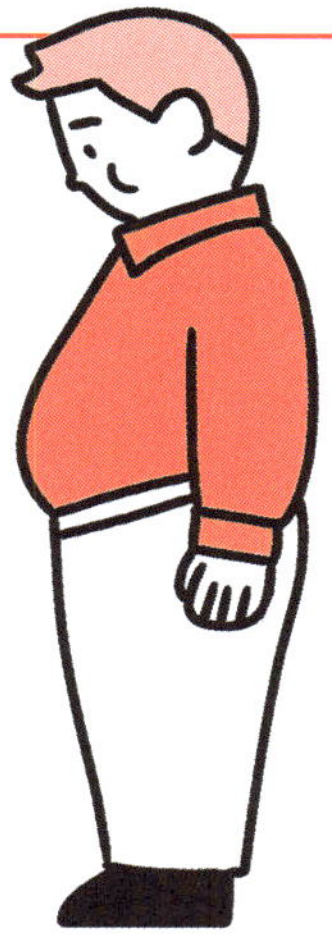

体重が増え始めたら、まずは脂肪肝を疑いましょう。脂肪肝が内臓脂肪増加の原因となっている可能性があります。逆にいえば、脂肪肝を改善すれば、余計な脂肪は減っていくのです。

肥満は脂肪肝が進んでいる可能性大
自覚症状のない脂肪肝に要注意！

脂肪肝とは、運動不足、睡眠不足、糖質過多の食事、早食い、飲酒、喫煙といった生活習慣の乱れが原因で生じる中性脂肪が、肝臓に蓄積しすぎている状態のことを指します。認知症、糖尿病、腎臓病、高血圧、脳梗塞、脳出血、心筋梗塞、狭心症、痛風など、**ありとあらゆる生活習慣病の前兆**です。ほったらかしにしておくと、肝硬変や肝臓がんをまねくおそれもあり、命に危険が及ぶケースもあります。

「私は肥満体型じゃないから大丈夫」という人もいるかもしれませんが、とんでもありません。いまや**日本人の4人に1人が脂肪肝**といわれており、やせている人も例外ではありません。現代で脂肪肝と無縁な人は、1人もいないといっても過言ではないでしょう。

脂肪肝のやっかいな点は、「気づきにくいこと」です。健康体の人の肝臓には3～5%の中性脂肪があり、20%を超えると脂肪肝と呼びます。20%と聞くとかなりの数値ですが、肝臓は2500億個以上もの幹細胞からなる人間の体のなかでいちばん大きい臓器なので、**変化が表れることも、痛みなどの自覚症状を感じることもありません**。だから、わからないのです。肝臓が「沈黙の臓器」といわれるゆえんはここにあります。

よって、年齢や性別、体型を問わず、他人事と思わないようにしてください。生活習慣が乱れているという自覚のある人は、ただちにケアに努めましょう。

健康な肝臓と脂肪肝

肝臓に脂肪が溜まっていく脂肪肝。放置すると肥満の原因となるだけでなく、肝硬変や肝臓がんに進行する可能性が高くなります。

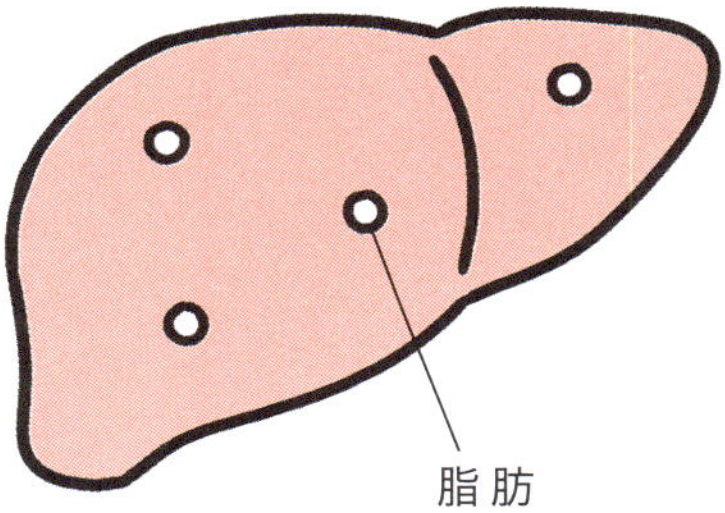

健康な肝臓

中性脂肪が3～5％。代謝、解毒などの機能が正常に働きます。

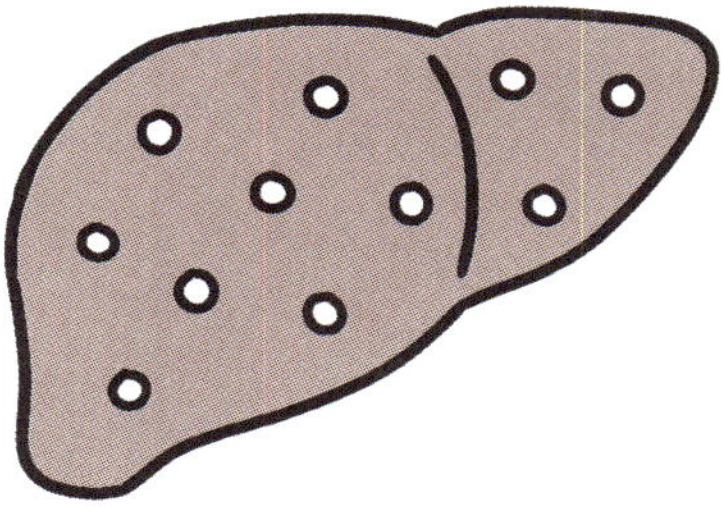

脂肪肝

中性脂肪が20％以上。肝細胞が炎症を起こし、肝臓の機能が低下します。

Check!

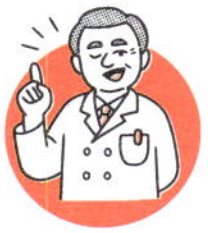

肝臓の重要な役割のひとつが「代謝」。肝臓に脂肪がつくと代謝機能が低下し、体脂肪が溜まりやすくなります。やせるためには脂肪肝の改善が欠かせません。

Topics

飲酒しなくても脂肪肝になる

脂肪肝対策の一丁目一番地は、肝臓についてよく知ることです。肝臓の働きは、①栄養素の代謝、②有害物質の解毒、③胆汁の生成の3つに大別できます。

俗に「大酒飲みは脂肪肝になりやすい」といわれますが、それは正解で、②に大きくかかわっています。お酒に含まれるアルコール（＝有害物質）を分解（＝解毒）するために必要な脂肪酸が肝臓で活性化し、それが中性脂肪に大量に合成されて脂肪肝になるのです。これを「アルコール性脂肪肝」といいます。

しかし、それよりも注意しなければならな

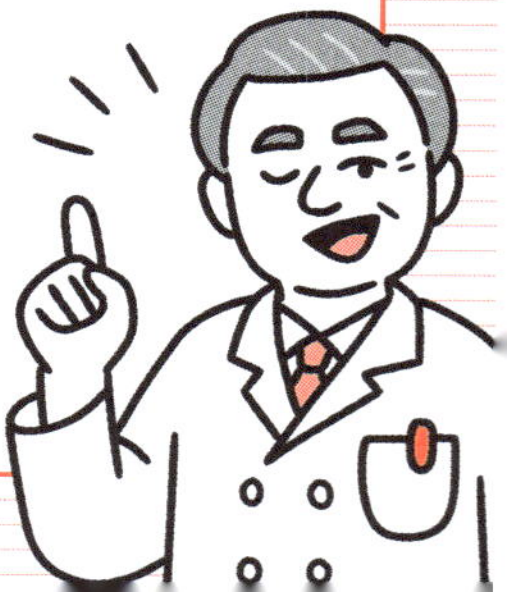

脂肪肝の種類

アルコール性脂肪肝

アルコールの過剰摂取が原因で起こる脂肪肝。毎日、適量以上飲むとリスクが高くなります。

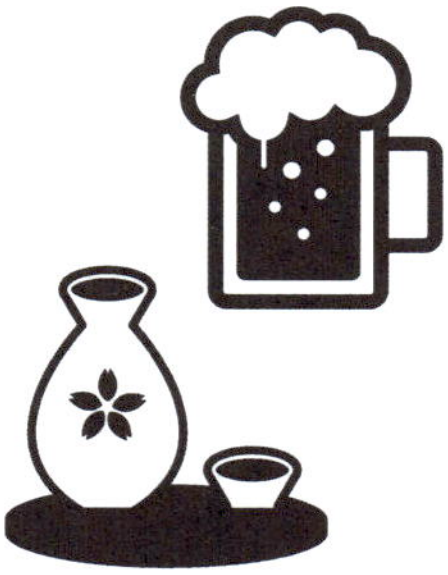

非アルコール性脂肪性肝疾患（NAFLD）

アルコールを原因としない脂肪肝で、糖質の過剰摂取などにより起こります。

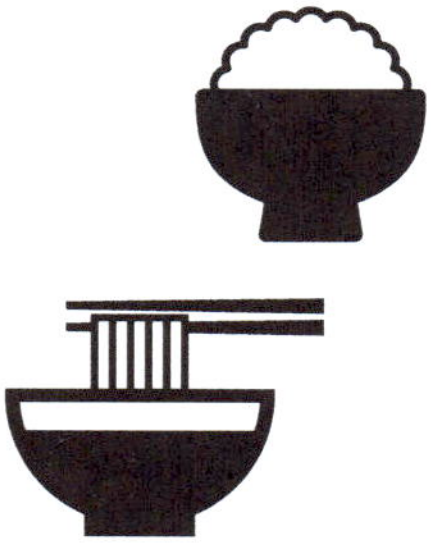

いのが①に関連する脂肪肝です。糖質、たんぱく質、脂質からなる三大栄養素のうち、糖質を過剰に摂取し、肝臓で糖質を代謝しきれなくなると、その姿を中性脂肪に変えて蓄積していくため、脂肪肝になります。お酒を飲まなくてもなるので、これを「**非アルコール性脂肪性肝疾患**（NAFLD）」と呼びます。

じつは日本人に圧倒的に多いのは、この非アルコール性脂肪性肝疾患のほうなのです。お酒の飲みすぎは当然いけませんが、それよりも**糖質の摂りすぎのほうが脂肪肝になる確率を高めてしまいます**。

これが現実にもかかわらず、無頓着で暴飲暴食している人はとても多いものです。脂肪肝はすべての40代以上の人にリスクのある病気なので、飲酒の有無に関係なく、警戒を怠らないようにしましょう。

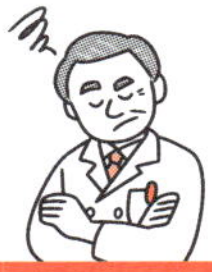

ポイント

お酒を飲まないからといって、脂肪肝のリスクは下がりません。むしろ、非アルコール性脂肪性肝疾患のほうが、重症化する可能性が高くなります。

脂肪肝セルフチェック

当てはまる項目が2つ以上あれば、脂肪肝要注意のサインです。

- □ 朝食を食べないことが多い
- □ 夜遅くに食事をしてしまう
- □ 濃い味つけの料理が好き
- □ 過剰なダイエットをすることがある
- □ 運動不足になっている
- □ 不規則な生活を送っている
- □ お酒やタバコが好き
- □ ホルモンバランスが乱れている

40歳を過ぎたら内臓脂肪に要注意

ぽっこりお腹の原因となる3つの脂肪

人間の体の約20％は脂肪で構成されています。脂肪の種類は、おもに以下の3つ。①内臓脂肪、②皮下脂肪、③異所性脂肪です。ぽっこりお腹の原因は①ですが、その前に②と③を簡単に説明していきましょう。

皮下脂肪は、体内にとりこまれた糖質がブドウ糖に分解され、エネルギー源として消費されなかった分が中性脂肪となり、脂肪細胞に蓄えられることによって発生します。文字どおり、皮膚のすぐ下にある皮下組織につくのが特徴。溜めこみすぎはよくありませんが、防寒や衝撃から体を守るクッションの役割を担います。

異所性脂肪は、本来ならば脂肪がほとんど存在しない筋肉や臓器に、その多くが脂肪細胞ではなく脂質のままつくのが特徴。隠れ肥満や臓器の機能低下をまねくなど、人体にさまざまな悪影響を与えます。

内臓脂肪が発生するメカニズムは皮下脂肪と同じで、皮下脂肪のさらに内側にある腸などの消化管の膜につくのが特徴。蓄積した内臓脂肪が、ぽっこりお腹の原因になります。そして男女ともに、加齢にともなって筋肉が落ち、基礎代謝量が減り、内臓脂肪がつきやすくなっていきます。40歳を過ぎたら、注意が必要です。

しかし、内臓脂肪は**つきやすい反面、落としやすい性質を持っている**ので、その気になれば簡単に取り除くことができます。この本で紹介しているメソッドをしっかり実践し、ぽっこりお腹の解消を目指しましょう。

自分の肥満のタイプをチェックする

皮下脂肪型か、内臓脂肪型かを見分ける方法は簡単です。

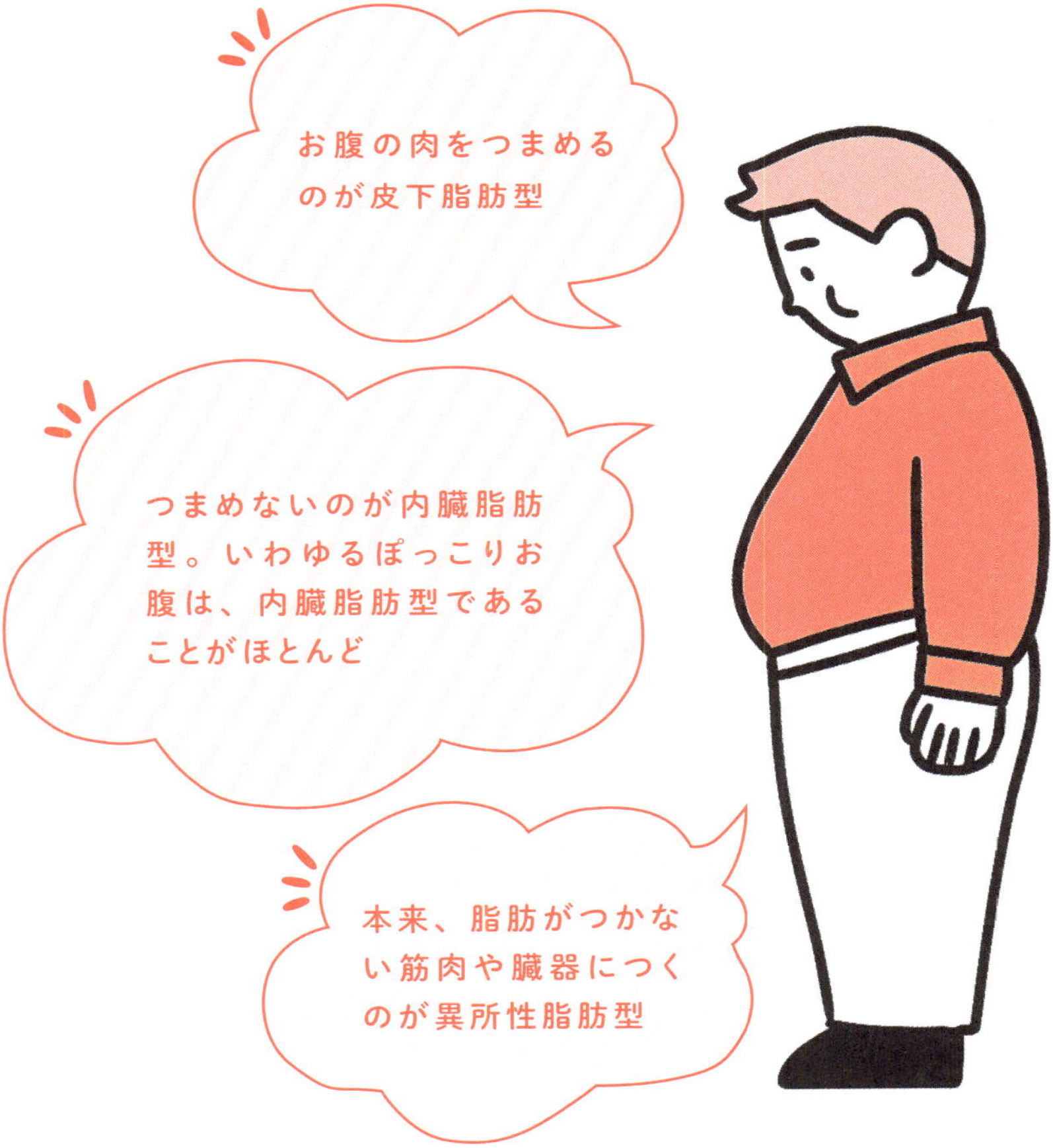
お腹の肉をつまめるのが皮下脂肪型
つまめないのが内臓脂肪型。いわゆるぽっこりお腹は、内臓脂肪型であることがほとんど
本来、脂肪がつかない筋肉や臓器につくのが異所性脂肪型

Check!

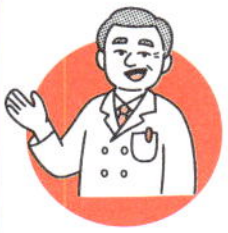

内臓脂肪は短期間で減りやすいという特徴もあります。その気になれば、すぐにダイエットの効果が出ます。

健康診断の数値でわかる
脂肪肝・内臓脂肪のチェック方法

脂肪肝に明確な自覚症状はありませんが、健康診断（血液検査）の結果を見れば、すぐに実態を把握することができます。真っ先にチェックしていただきたいのは、「ALT（GPT）」と「AST（GOT）」という2つの酵素に関する数値です。肝臓に中性脂肪が蓄積されると、肝細胞が炎症を起こし、肝機能が低下します。そして、中性脂肪の割合が20％を超えると、肝細胞内にある脂肪滴によって肝細胞が破壊され、ALTとASTが血液中にしみだしてくるのです。健康診断の結果を見て、その度合いを確認しましょう。

内臓脂肪レベルの基準値

内臓脂肪レベル	判定	対処
10未満	標準	内臓脂肪が蓄積されている心配はありません。 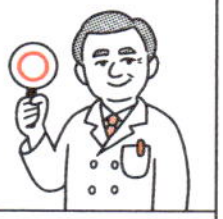
10～15未満	やや過剰	食事と運動を見直し、標準を目指しましょう。 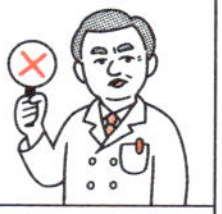
15以上	過剰	すぐに減量が必要。心配な場合は医師に相談を。 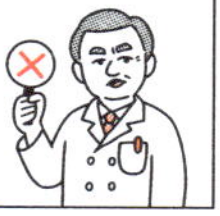

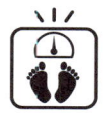

内臓脂肪レベルは家庭用の体組成計でも簡単に測ることができます。その値が10を超えたら要注意です。

かんたん！　肝機能のチェック方法

健康診断を受けることで、脂肪肝の有無がわかります。
以下の組み合わせをチェックしましょう。

ALTとASTの両方が16IU/L以上	⇨	脂肪肝の可能性が高い
両方が基準値を超え、ALTの数値がASTよりも高い	⇨	非アルコール性脂肪性肝疾患の可能性が高い
両方が基準値を超え、ASTの数値がALTよりも高い。もしくはγ－GTPの数値が高い	⇨	アルコール性脂肪肝の可能性が高い

ALTはその大部分が肝臓に含まれる酵素で、16IU／Lを超えていたら肝臓に脂肪が溜まり始めているサイン。**20IU／L以上なら脂肪肝を疑ってください。**ASTも基準は同じで、両者ともに16IU／Lを超えていれば脂肪肝かもしれません。また、ASTが高い場合は、非アルコール性脂肪性肝疾患の可能性があります。**心筋梗塞や筋肉疾患のリスクも高まる**ので、注意が必要です。

もう一点、肝臓で生成されて胆汁に排出される酵素の「γ《ガンマ》-GTP」の数値にも意識を向けましょう。アルコールや糖質の摂りすぎによって肝臓の負担が継続的に大きくなると、この数値が上昇します。基準値（男性：50IU／L、女性：30IU／L）を超えた場合は、飲酒ならびに脂肪分の多い食品の摂取を控えることが重要です。

糖質を摂りすぎると数値が急上昇！

食後血糖値が高いと脂肪がつきやすい

私たちが食べ物や飲み物によって糖質を摂取すると、肝臓の酵素の働きによってブドウ糖に変えられ、血液中にとりこまれます。この血液中のブドウ糖の量（濃度）を表した数値が血糖値です。

血糖値が上昇すると、それを抑制する役割を果たすインスリンというホルモンがすい臓で分泌され、インスリンが血液中のブドウ糖を肝臓や筋肉にエネルギーとしてとりこませることによって血糖値が下がります。

しかし、糖質を摂りすぎて血糖値が大きく上昇すると、インスリンが必要以上に分泌され、血糖値を下げると同時にブドウ糖を中性脂肪に変える働きもします。これに拍車がかかると、中性脂肪がどんどん溜まっていき、太ります。これが、肥満のメカニズムです。

つまり、太らないためには**血糖値の急激な上昇を抑える必要がある**ということ。これを意識しなければ、ダイエットの成功はありません。

もっとも気をつけたいタイミングは食後です。空腹時に糖質を多く含むものを食べると、血糖値が一気に上がります。当然、インスリンの過剰分泌が進み、それによって中性脂肪が溜まりやすくなるわけです。やせるためにも、脂肪肝を改善するためにも、「食後血糖値の上昇をいかに抑えるか」が、最重要課題になるといってもいいでしょう。その効果的な方法の数々を第2章以降で詳しく紹介しているので、ぜひ参考にしてください。

「血糖値スパイク」が起きているかも

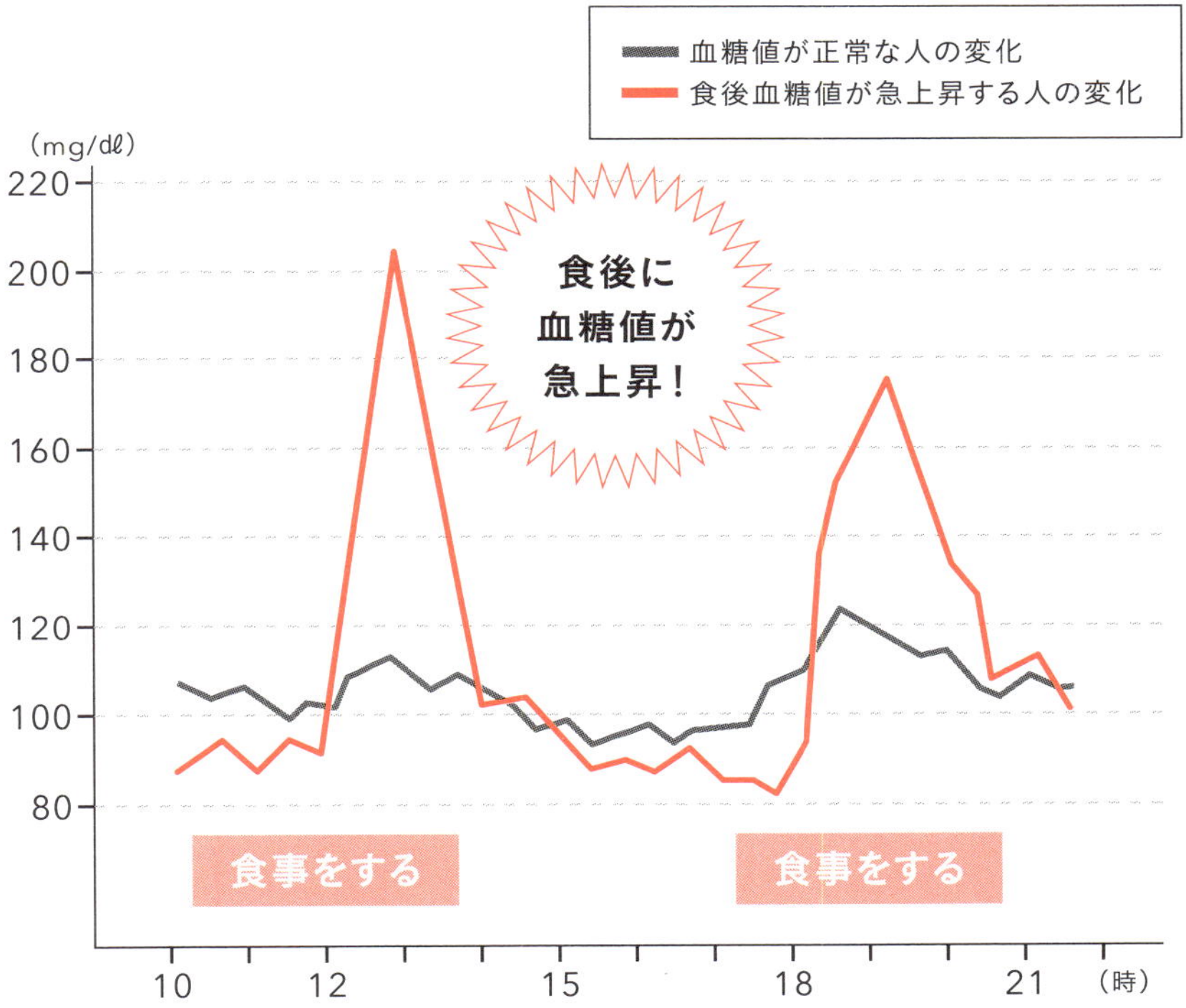

普段の血糖値は正常なのに、食後血糖値が急上昇する状態を「血糖値スパイク」といいます。食後に眠くなるのは、血糖値が急上昇したあと、急降下する際に起こります。

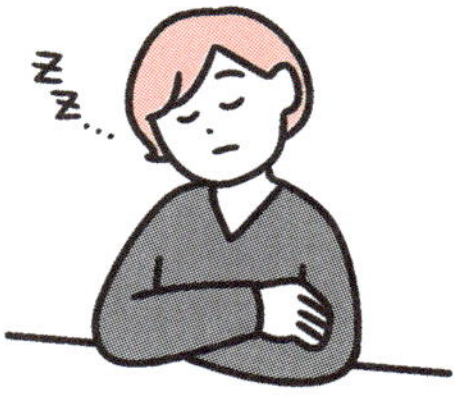

Check!

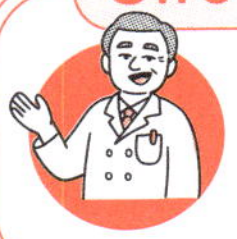

血糖値がつねに高い状態も、もちろんNGです。血糖値と肥満は密接な関係にあります。

ダイエット後に起こるリバウンドの正体

過度なダイエットは逆効果になる

肥満は万病のもとになるので、やせるに越したことはありません。健康長寿を望むのであれば、適度なダイエットは必須の行為といえるでしょう。

ここで注意したいのが「やりすぎ」です。過度な糖質制限を課すなどして、1か月に3kgも4kgも体重を落とす人をたまにお見かけしますが、かえって逆効果になることがあります。**体調不良をまねき、さらにはリバウンドの可能性を高めてしまう**からです。

糖質を極端に制限すれば、体内の中性脂肪はどんどん減っていき、確かに体重は落ちます。しかし、中性脂肪が少なくなると脳がエネルギー不足の危機感を覚え、肝臓がいったん中性脂肪の備蓄を放出したあと、体中の中性脂肪を肝臓に送り込む働きをします。これにより、肝臓に中性脂肪が集中する「低栄養性脂肪肝（ダイエット脂肪肝）」が起こりやすくなるのです。その結果、全体的にはやせているのにお腹だけはぽっこり出てしまうという、歓迎できない状況をまねく恐れがあります。

また、糖質制限によって一気に体重を落とすということは、**中性脂肪だけでなく筋肉も減らしている可能性**があります。すると、やせる前よりもエネルギーの受け皿が減り、代謝が悪化してしまいます。つまり、ダイエットに成功したと思って食事の量を元に戻すと、以前よりも中性脂肪がつきやすくなるケースがあるのです。ダイエットは慌てずに行うことが大切です。

「低栄養性脂肪肝」のメカニズム

急激なダイエットにより、栄養が不足することで起こる脂肪肝もあります。きちんと食べながらやせるのが、理想です。

①必要な栄養が不足している

過度な食事制限で糖質やたんぱく質が不足すると、肝臓はもちろんのこと、全身のさまざまな機能に異常が起こります。

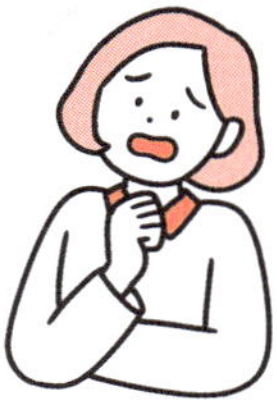

②肝臓が備蓄を放出

栄養が不足すると、エネルギー不足を補うため肝臓は蓄えられた中性脂肪を放出。ホルモンバランスや代謝が悪化します。

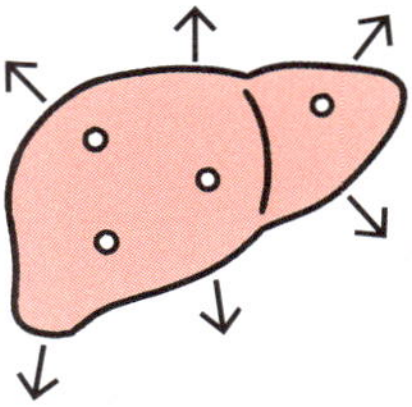

③肝臓が脂肪を溜め込む

異常を察知した肝臓が体中の中性脂肪を集めます。肝臓に脂肪が集中することになり、その結果、脂肪肝となります。

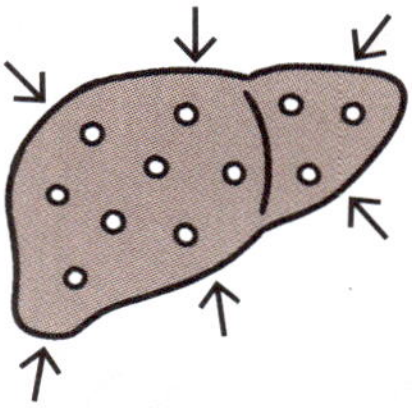

Check!

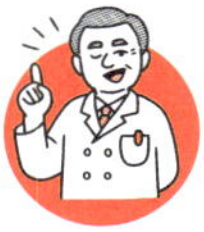

過度な糖質制限は避けてください。糖質制限ブームは去りました。一時的にやせるものの、体調が悪化する人が続出したのです。

Topics

閉経後の女性は2倍速で脂肪がつく!?

男性は内臓脂肪がつきやすく、女性は皮下脂肪がつきやすい――個人差や例外はもちろんありますが、これが一般的な傾向です。皮下脂肪型肥満が重大な病気を引き起こす危険性は低く、内臓脂肪型肥満のほうが糖尿病、高血圧、脂質異常症などの生活習慣病になりやすいことがわかっています。

では、女性は安心かというと、決してそんなことはありません。女性は一定以上の年齢になると、以前に比べて脂肪がつきやすくなるからです。ひとつの目安は閉経。女性が45～55歳あたりで閉経を迎えると、エストロゲ

エストロゲン分泌量の変化

女性ホルモンのエストロゲンは、30代後半から分泌量が低下。基礎代謝量が減り、太りやすくなります。

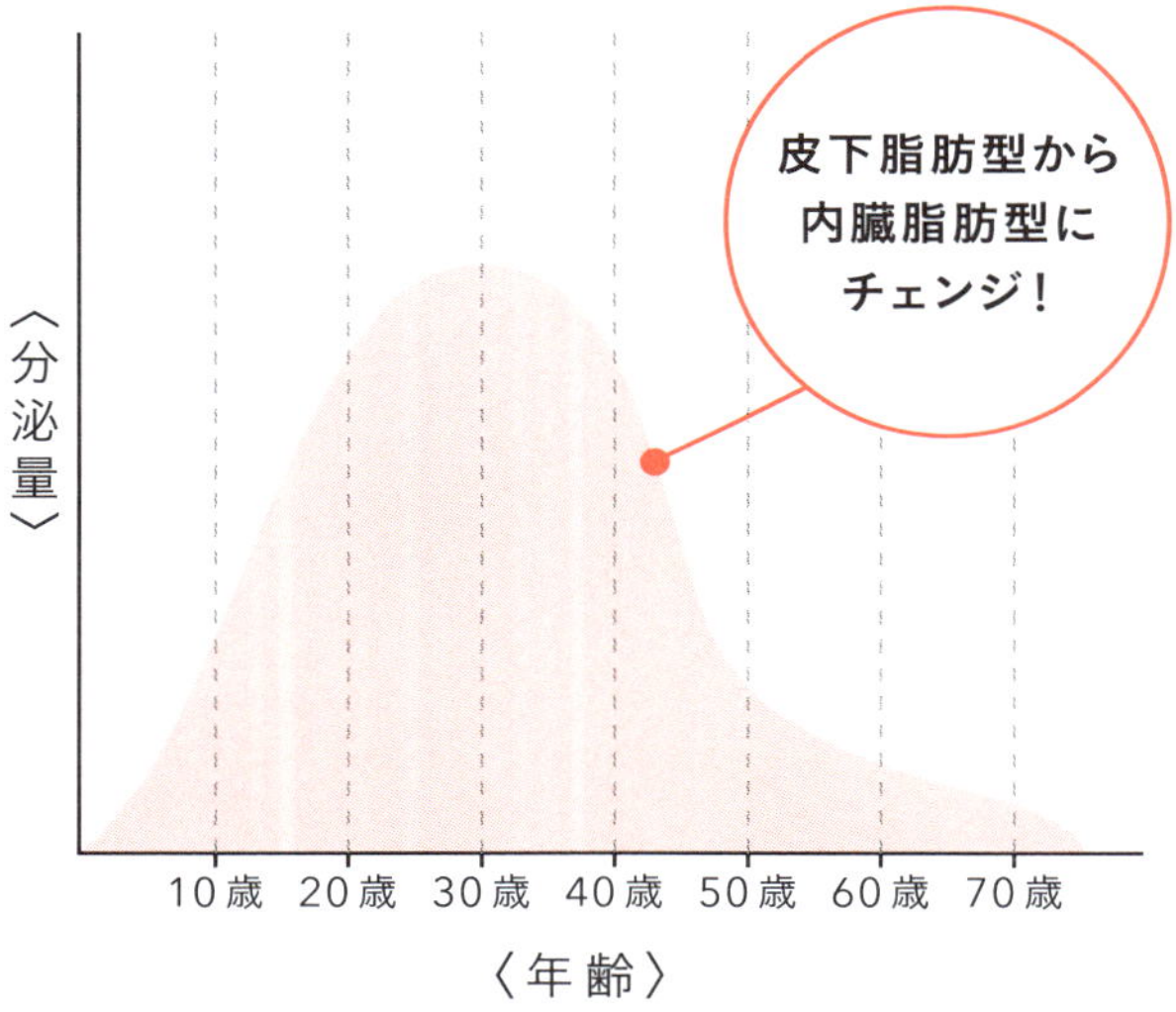

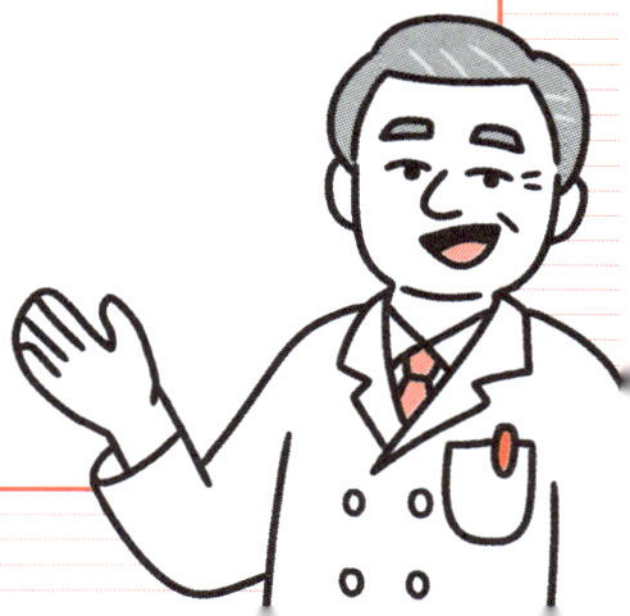

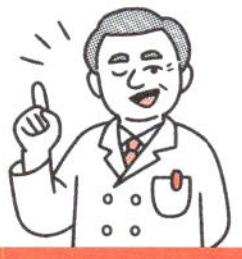

女性は40代半ばから要注意

女性は閉経後、2倍の速さで内臓脂肪が蓄積します。男性にもいえることですが、ホルモンの変化と、基礎代謝量の低下が主な原因です。

ポイント

男性も女性も、40歳を過ぎたら太りやすくなります。年齢に合わせて食事を見直しましょう。

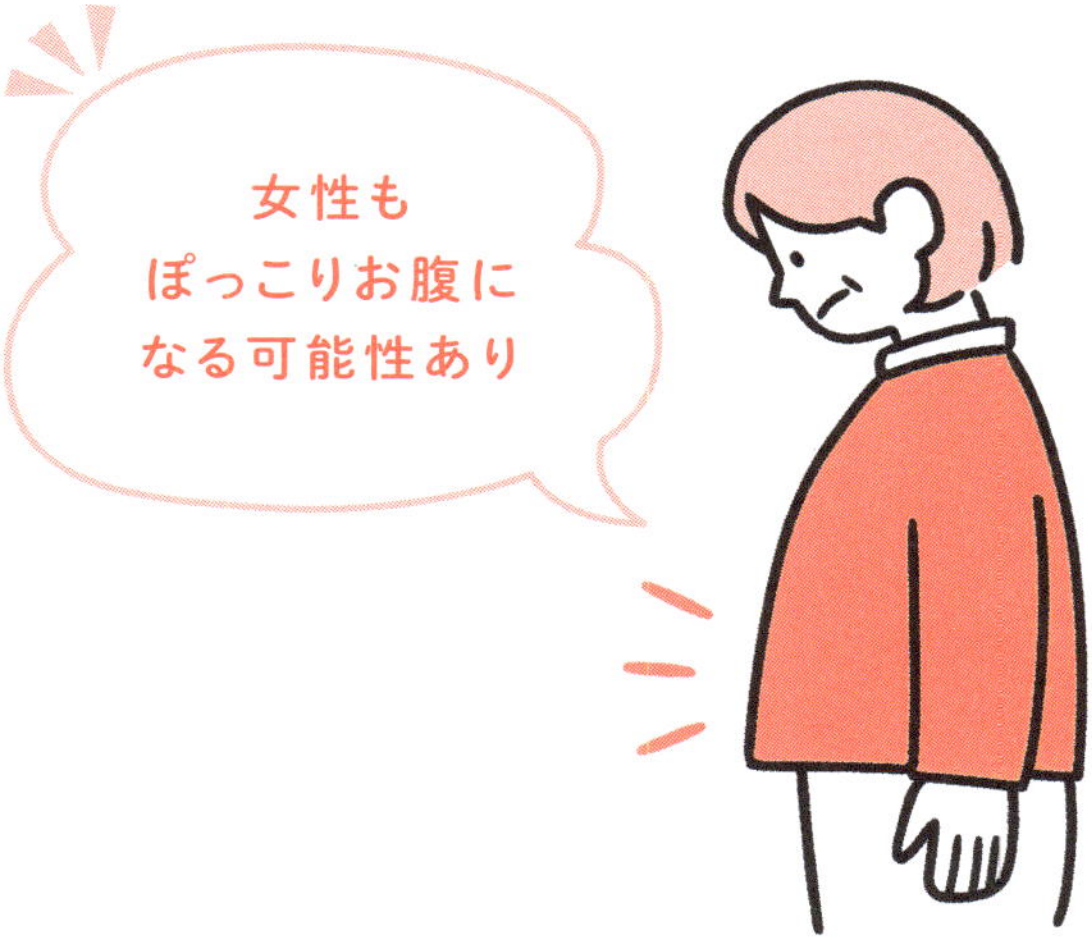

ンという女性ホルモンの分泌量が急激に減り、脂肪のつき方が**皮下脂肪型から内臓脂肪型にシフトチェンジする**のです。さらに、異所性脂肪もつきやすい体質になります。内臓脂肪がつくスピードは、なんと**閉経前の2倍以上になる**ともいわれているので、見逃すわけにはいきません。

男性と比較し、糖質の多い食生活を送っている女性が多いことも、そういった傾向を後押しする一因になっています。脂肪肝で見ると、男性ではアルコール性脂肪肝と非アルコール性脂肪性肝疾患が同じ割合なのに対し、女性は後者が圧倒的多数。もちろんこれは糖質の摂りすぎが原因です。とくに50代の女性は、**基準値の2倍の糖質量を摂取している**ことが調査によって判明しています。ドキッとした人は、食事内容を見直しましょう。

糖尿病・がん・認知症など万病のもと！
増えすぎた脂肪が病気を引き起こす

内臓脂肪が溜まりすぎると肥満になり、糖尿病、高血圧、脂質異常症、高尿酸血症などの生活習慣病を引き起こす原因になります。ほかにも、脳梗塞、脳出血、心筋梗塞、狭心症、腎臓病など、なり得る病気の種類を挙げだしたらきりがありません。

生活習慣病の大半は、血液中にあふれだした中性脂肪が血管を痛めつけることに端を発する、いわば血管病です。最近の研究では、脳の血流が悪くなることによって神経細胞が破壊され、**アルツハイマー型認知症を発症する可能性を高める**ことがわかってきました。

また、脂肪肝を放置すると肝臓が硬くなって機能が低下する肝硬変を引き起こし、さらにはそれが進行して肝臓がんになることもあります。**増えすぎた脂肪は、じわじわとあなたの命を危険にさらす**のです。

それだけではありません。内臓脂肪は「ご長寿ホルモン」と呼ばれるアディポネクチンの働きを阻害し、血糖値や血圧の下降、血管の細胞壁の修復などを抑制してしまいます。ほかにも、脂肪細胞から分泌される通称「満腹ホルモン」で知られるレプチンの働きも阻害するので、満腹感が得にくくなります。それが食べすぎにつながることは、いうまでもないでしょう。

このように、内臓脂肪は放っておくと負の連鎖をまねき、最悪の場合、私たちを死に至らしめます。そのため、早急に対策を講じる必要があるのです。

病気の根幹に脂肪肝がある！

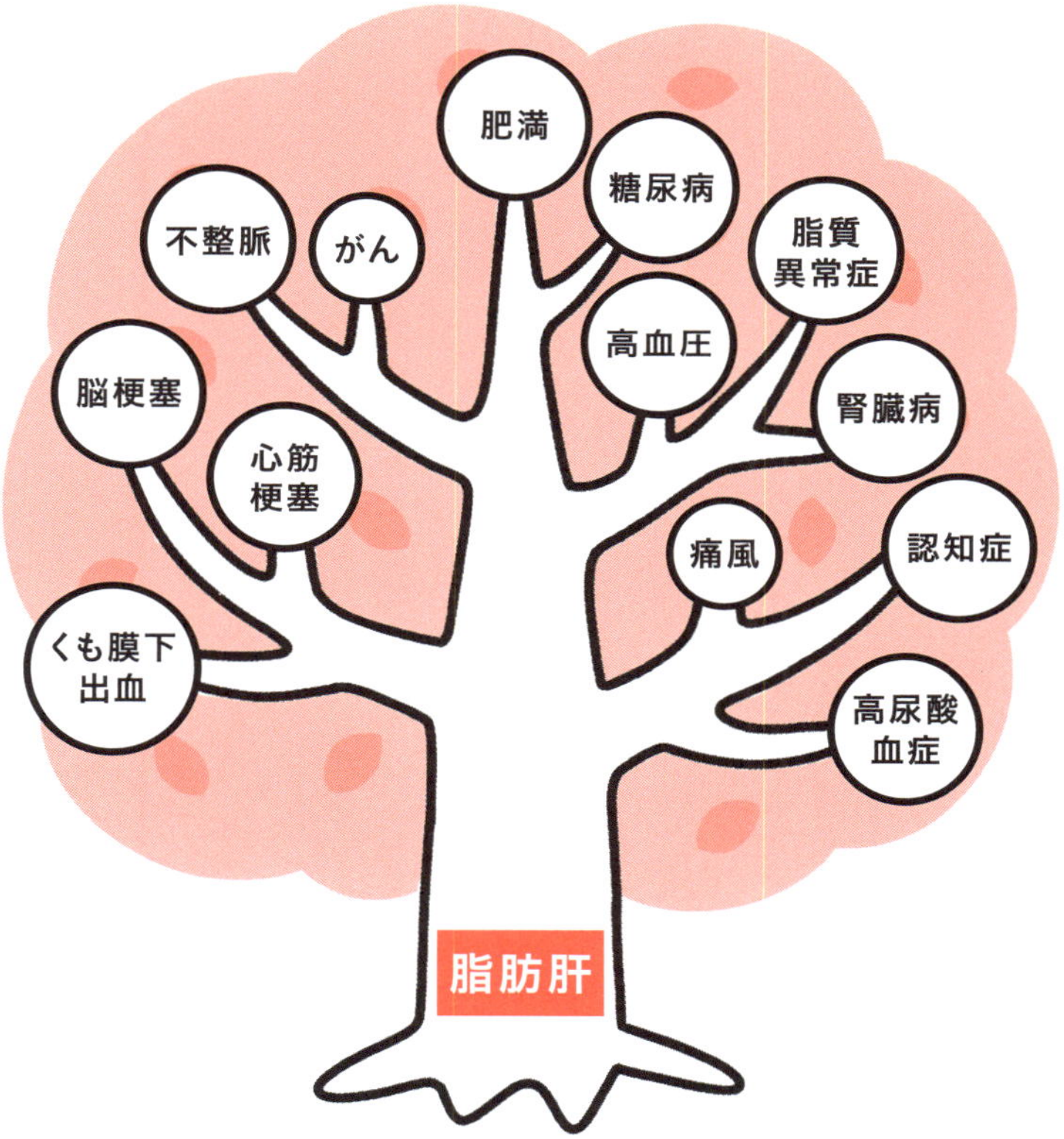

脂肪肝はさまざまな病気の入り口になります。上に挙げた病気はほんの一部に過ぎません。

Check!

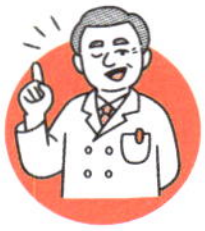

脂肪肝は、肝臓が悪くなるだけではありません。逆にいえば、脂肪肝を改善することが病気を治すきっかけにもなるのです。

Column

“ご褒美”やストレスもリバウンドの原因になる

過度な糖質制限によるダイエットがリバウンドしやすいことはP30で触れましたが、ほかにもリバウンドにつながる原因はあります。よくあるケースは、ダイエットに成功したことに対するご褒美として、ドカ食いしてしまうことです。一度だけならいいのですが、ダイエット前よりも食事が美味しく感じられるため、多くの人はそれをくり返してしまいます。

また、シビアなダイエットは多大なストレスがかかります。**そのストレスを解消するために過食に走ってしまうのも典型的なパターンです。**医学的な面からも、心理学的な面からも、過度なダイエットは推奨できない！これが医師としての結論になります。

コツは「がんばりすぎない」こと

急激にやせようとするほど、リバウンドの可能性が高くなります。また、ダイエットは継続性が必要なので、はじめから無理をしてはいけません。そのため、がんばるのは禁止。ごはんの量を少しだけ減らすなど、ゆるく始めていきましょう。

第2章

勝手に体重が落ちる食事の摂り方

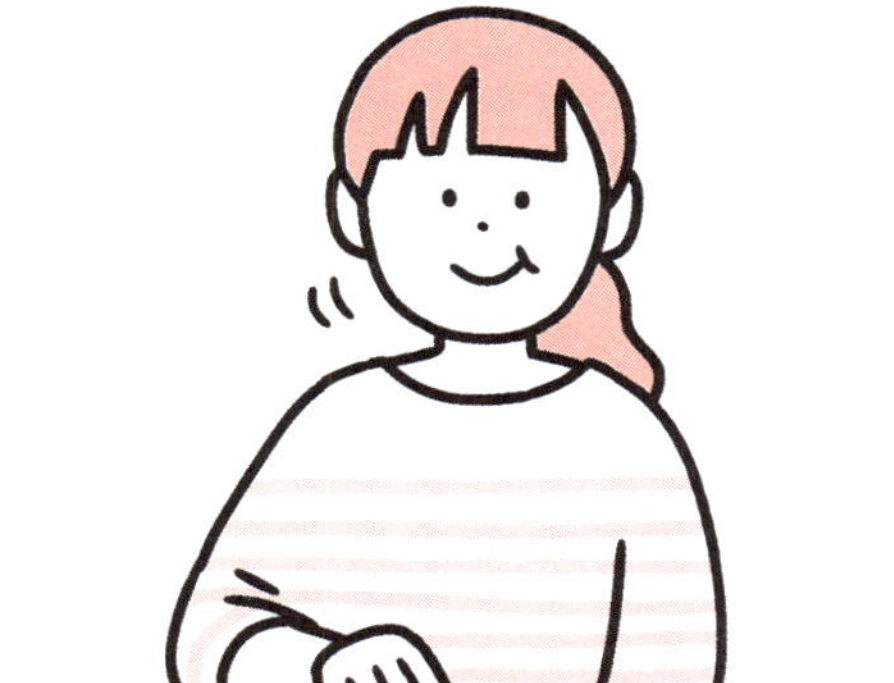

同じものを食べるにしても、食事の摂り方によって体に与える影響が変わります。太りやすい食べ方、脂肪がつきにくい食べ方があるのです。この章では名医がすすめる、やせるための食事方法を紹介します。

食事の内容を見直すことから始めよう

7日間で「やせた」を実感できる！

脂肪肝の種類は、糖質やアルコールなど、おもな原因ごとに分けることができますが、時間軸を基準に、長期的なものと短期的なものにも分類できます。10年、20年と長い期間続いている慢性的な脂肪肝は、脂肪肝対策を講じたとしても、すぐに改善することはありません。地道にコツコツと対策に取り組んでいく必要があります。

一方、短い期間に糖質やアルコールを摂りすぎたことによって生じる一時的な脂肪肝は、時間をかけずに解消することができます。仮に7日くらい、炭水化物や果物を食べすぎて、なおかつまったく運動をせずに脂肪肝になったのなら、**7日かけてその逆のことをすれば、元に戻ることがわかっています**。つまり、食生活を見直し、適度な運動を行えば、簡単に元に戻るのです。極端な話、**食事の内容を変えれば3日間程度で効果を実感できる**でしょう。

さらに、慢性的な脂肪肝の場合でも、7日間あれば、それを解消していくためのきっかけづくりをすることができます。見た目にはわからないレベルであっても必ず体は変化しているのです。

たとえば、毎日ほんの少しずつスクワットに取り組むと、7日間経ったころには体を動かすのが楽になってきます。そういう成功体験を得ることができれば、「続けよう」という気持ちになるはずなので、まずは一歩を踏みだしてみましょう。

今までの食習慣を少し見直すだけ！

食べすぎているので、
食べている量を少し減らす

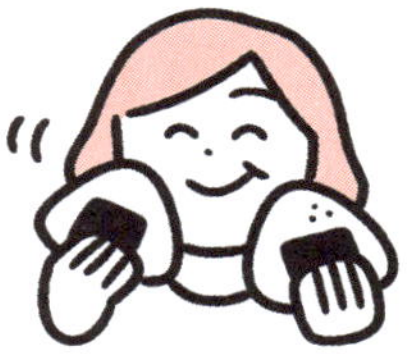

糖質を摂りすぎている
ので少し減らす

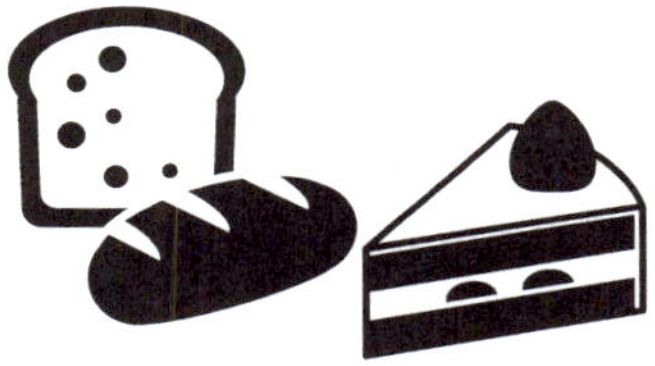

早食いやドカ食いを
しないようにする

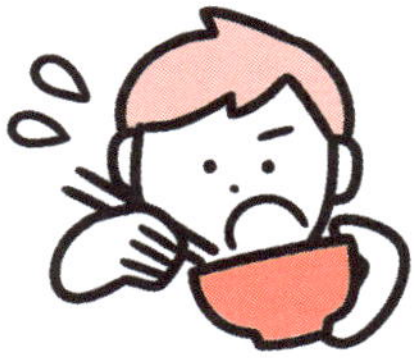

太りやすい食べ物を
控える

運動で「やせスイッチ」を入れる

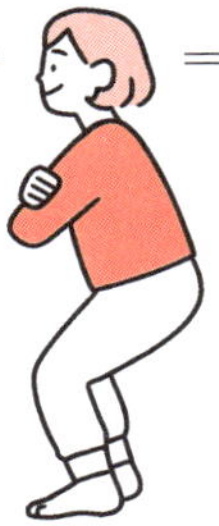

食習慣を見直すと同時に、運動習慣も始めましょう。体に「やせスイッチ」が入り、ダイエット効果をより実感することができます。

Check!

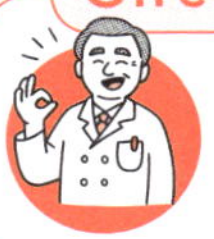

ズボラだった人ほど短期間で効果が出ます。新しい食習慣と運動習慣を始めましょう。

いつもの糖質をほんの少し減らすだけ

「糖質ちょいオフ」を実践する

脂肪肝を解消して、内臓脂肪を減らし、やせるためには、糖質の摂取量を減らすことがいちばんの近道になります。食後血糖値の上昇を抑えることに直結し、**インスリンの分泌量を減らして内臓脂肪を溜まりにくくするから**です。ただし、やりすぎには注意が必要。糖質の摂取量を極端に減らすとエネルギー不足に陥り、かえって脂肪を溜めこんでしまうことになるのはP30で述べたとおりで、糖質をゼロにしないことが大切です。

では、どれくらい糖質をオフにすればいいのでしょうか。結論からいうと、「ほんのちょっと」でOK。ストイックになりすぎて、あれもこれも我慢する必要はありません。糖質まみれの食事でなければ、多めに食べても大丈夫です。私はこのメソッドを「糖質ちょいオフ」と呼んでいます。

それまで摂っていた**1日の平均的な糖質量を約15％減らす！**　これが具体的な基準です。ごはんであれば、ひと口～ふた口分減らすだけで、糖質を約15％カットすることができます。お茶碗の普通盛りを軽盛りに切り替えるだけで、内臓脂肪がみるみる減っていくでしょう。

併せて意識したいのが、減らした分を糖質以外の食材で補うこと、規則正しく1日3食摂る（食事を抜かない）こと、ジュースや果物を控えること、夜遅くに食事をしないことなどです。相乗効果で、さらに効率よく内臓脂肪を減らしていくことができます。

理想的な1日の糖質摂取量

太らないための糖質摂取量は、男性が1日250gまで、女性が200gまでとなります。そのうち100g程度をごはんで摂る場合、1日でごはん2杯分ということになります。ごはん茶碗1杯（約150g）の糖質量は約55gです。

こんな方法も

ごはん茶碗の大きさをひと回り小さくすると、たくさんあるように見えるので、ごはんの量が少なくても視覚的に満腹感を得ることができます。

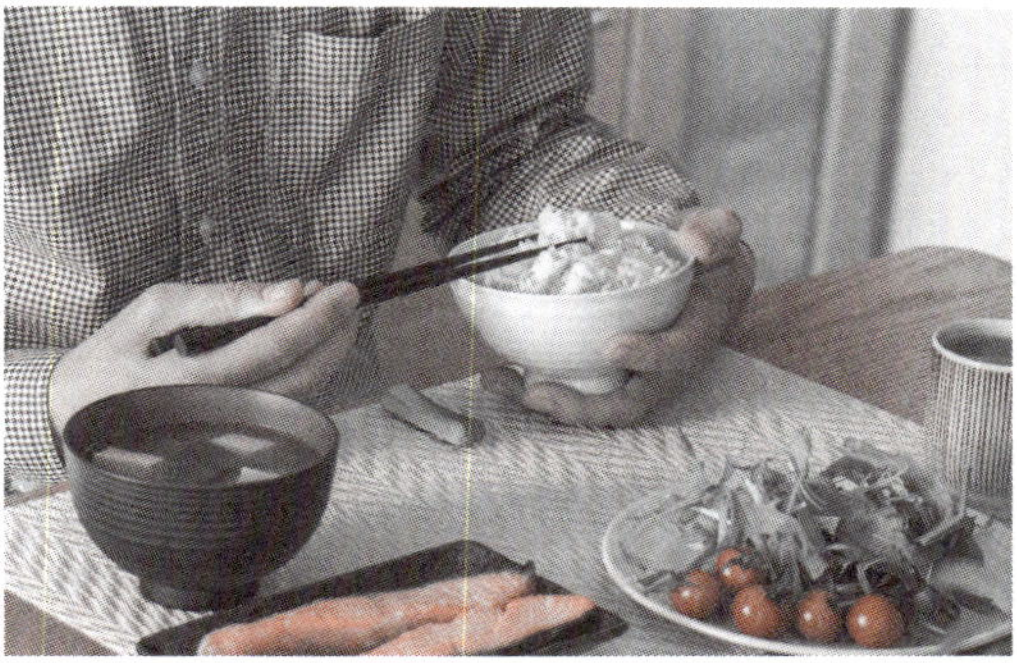

Check!

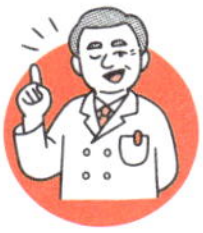

糖質量をいきなり減らすのではなく、少しずつ減らすのがポイント。ごはんをひと口～ふた口減らすことから始めましょう。

Topics

カロリー計算は必要なし！

「カロリーの高い食品を摂りすぎると太る」

このように思っている人はたくさんいると思いますが、その考えは今日で改めてください。それは誤った認識で、体重の増減とカロリーはいっさい関係がありません。

たとえば高カロリー食品として、肉、魚、卵、牛乳などが挙げられます。いずれも体に必要な栄養素のたんぱく質や脂質を豊富に含んでおり、極端に減らすと、健康的な体をつくることができなくなってしまいます。筋肉が落ち、それにともなって代謝量が減り、**かえって太りやすくなるおそれがある**のです。

カロリーオフダイエットで控えるべき食べ物

■ステーキ　■ハンバーグ　■焼肉
■とんかつ　■焼き魚　■刺身　■お菓子 など

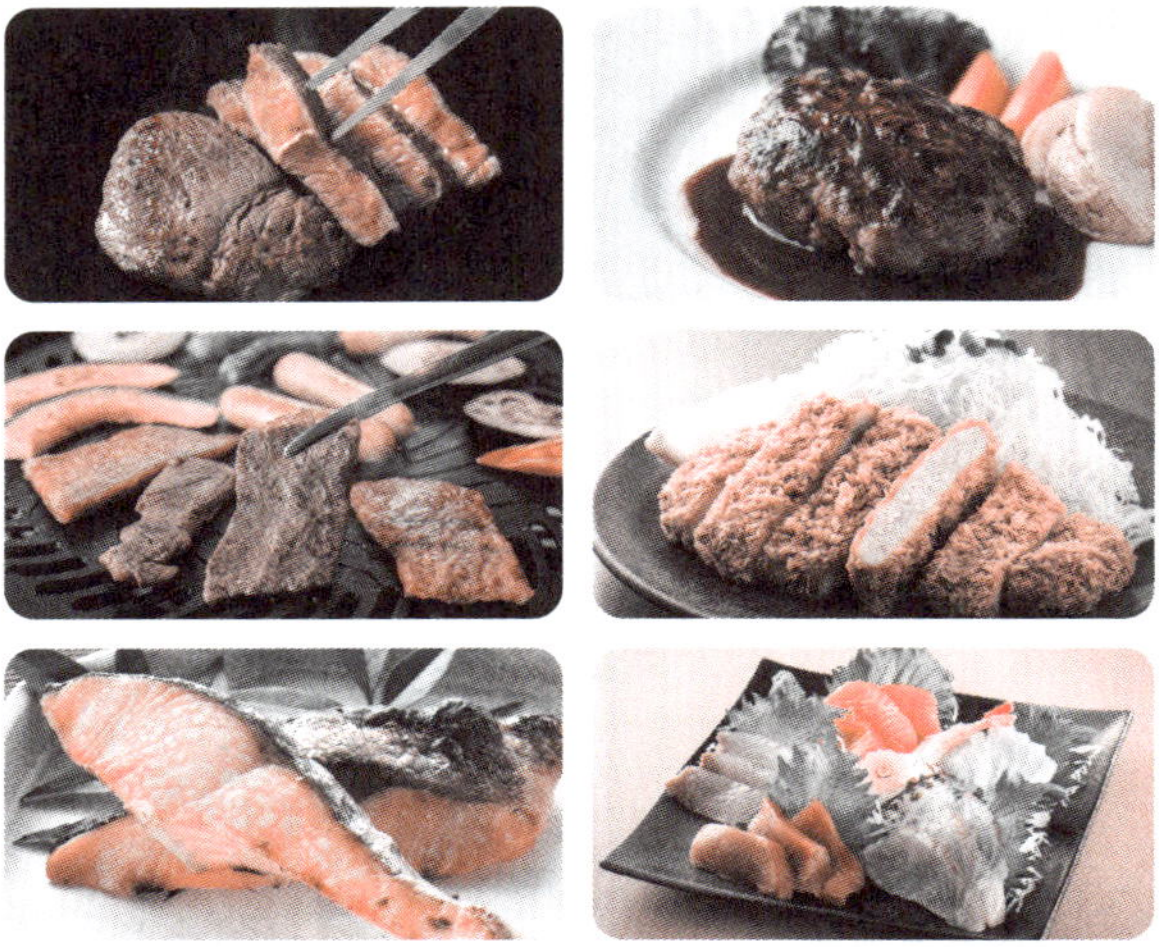

カロリーは高いですが、体にとって必要な栄養素を豊富に含んでいる食べ物ばかりです。

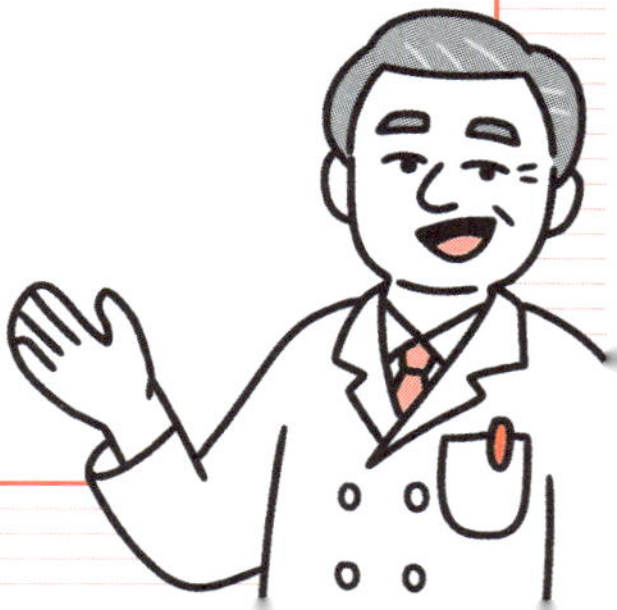

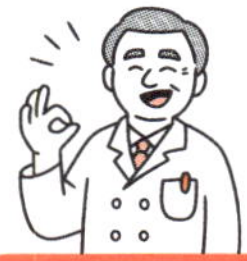

ポイント

カロリーオフと糖質オフでは、控えるべき食べ物が異なります。糖質オフの場合、カロリーオフで控えるべき食べ物（お菓子以外）を積極的に食べてOK！

糖質オフダイエットで控えるべき食べ物

■白米　■パン　■うどん　■スパゲッティ
■いも類　■甘い果物　■お菓子 など

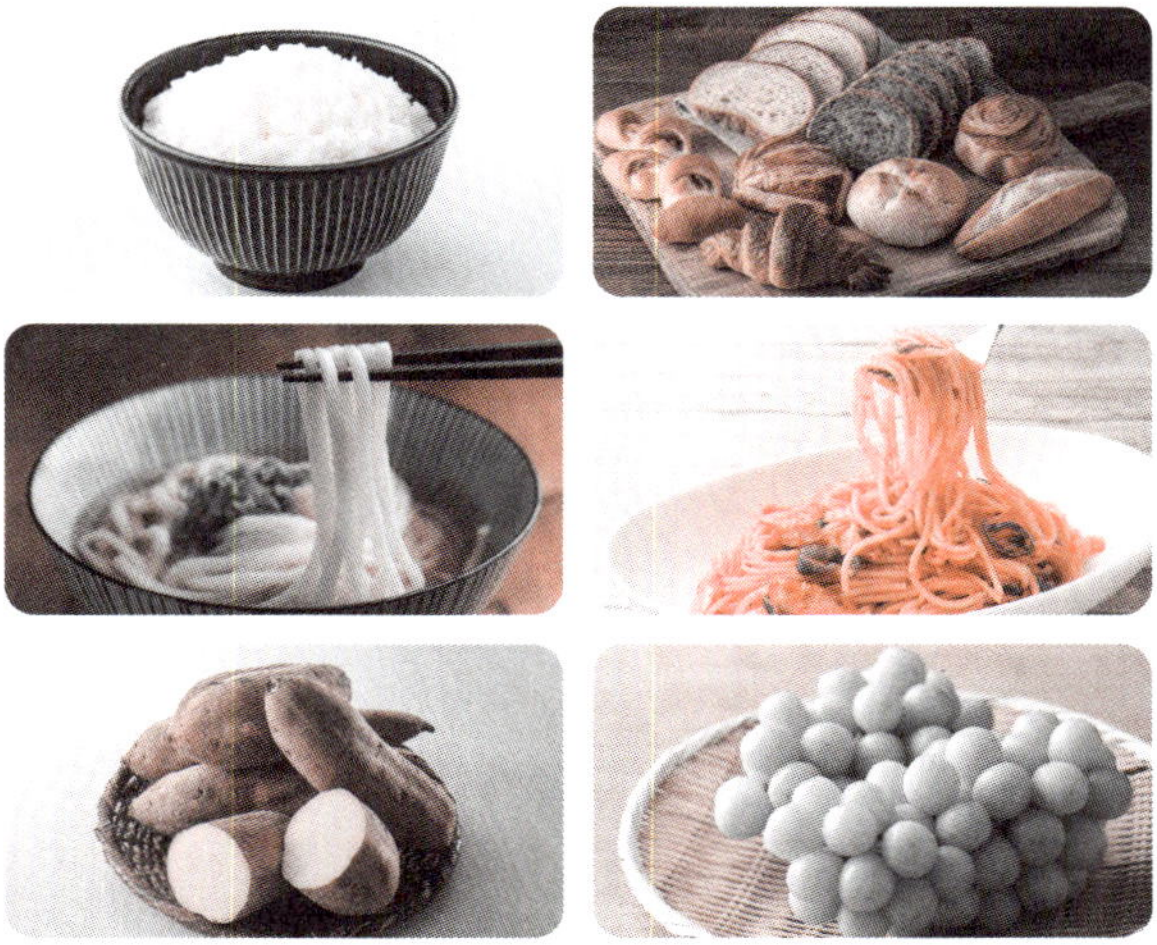

摂りすぎると病気の原因に。主食の量が多くなると、栄養バランスが悪くなります。

くり返し強調しますが、太る原因は糖質を過剰に摂取し、それによって血糖値が上昇してしまうことにあります。たんぱく質や脂質を豊富に含んだ高カロリー食を口にしても、血糖値にほとんど変化はありません。これはすなわち、太らないということです。

以前、私とサッポロビール株式会社が20〜60代の男女1000人を対象に行った「食習慣と糖に関する実態調査」で、**カロリーを気にしている人ほど糖質を過剰に摂取している**ことがわかりました。カロリーを意識するあまり、相対的にたんぱく質や脂質が減り、糖質が増えてしまうのでしょう。

ちなみに、カロリーを無視し、前項で紹介した1日の糖質摂取量に抑えていれば、自然に1か月で0・5〜1kgのペースでやせることも難しくありません。

肉・魚・卵を毎日食べることが大切

動物性たんぱく質を積極的に摂る

カロリーの摂りすぎと同様に、量を多く食べすぎると太ると考えている人もけっこういるようですが、厳密にいうとこれも違います。糖質をしっかりセーブできていれば、多少食べすぎてもぶくぶくと太ることはありません。内臓脂肪を効率よく減らすために、むしろ積極的に食べたほうがいい食材もあるくらいです。

その最たる例が、**動物性たんぱく質をたっぷりと含む肉、魚、卵などです**。体にとりこまれた動物性たんぱく質は、血液中に存在するアルブミンというたんぱく質を増やします。アルブミンが豊富に存在すれば基礎代謝が上がり、筋肉量が増え、肌や髪の毛にハリやツヤが出て美しくなることがわかっているのです。

逆にアルブミンが不足すると、免疫力の低下や筋肉の減少をまねき、骨も弱くなります。たとえやせても、体が不健康になっては意味がありません。健康的にやせるためには、動物性たんぱく質をたくさん摂って、アルブミンを増やすことが必要です。

1日のたんぱく質の摂取量の目安は、**体重1kgあたり約1g**です。肉は100gにつき約20g、卵は1個につき6～10gのたんぱく質が含まれているので、うまく組み合わせて食事のメニューを構成しましょう。なお、肉の脂身を避ける人がいますが、脂質は体のエネルギー源であり、細胞膜などの材料になる重要な栄養素なので、糖質を減らすぶん、きちんと食べるようにしてください。

たんぱく質20ｇは手のひらサイズ

肉や魚の場合、20ｇのたんぱく質量を簡単に量ることができます。手のひらサイズの肉・魚の切り身に、約20ｇのたんぱく質が含まれています。

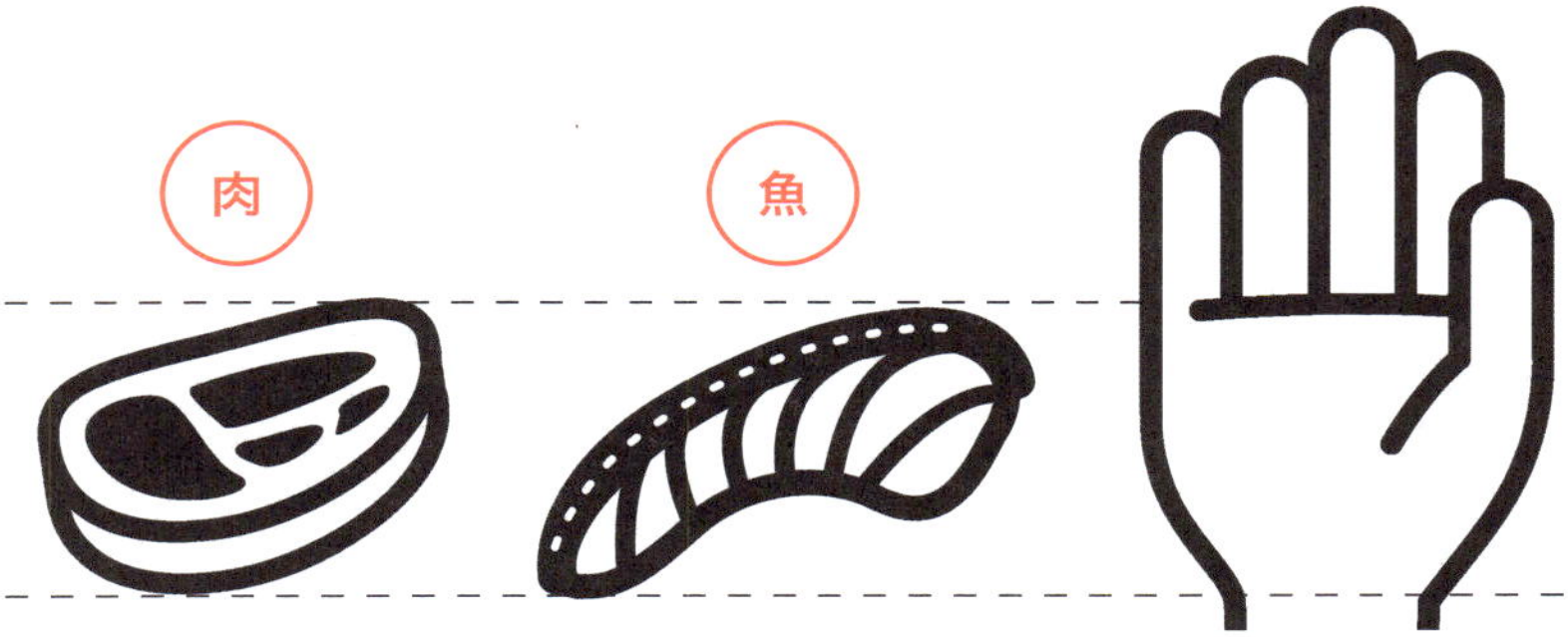

1日に必要なたんぱく質量

自分の体重の数字（kg）と同じｇ数のたんぱく質

体重が60kgの人なら、1日60ｇのたんぱく質を摂るようにしましょう。

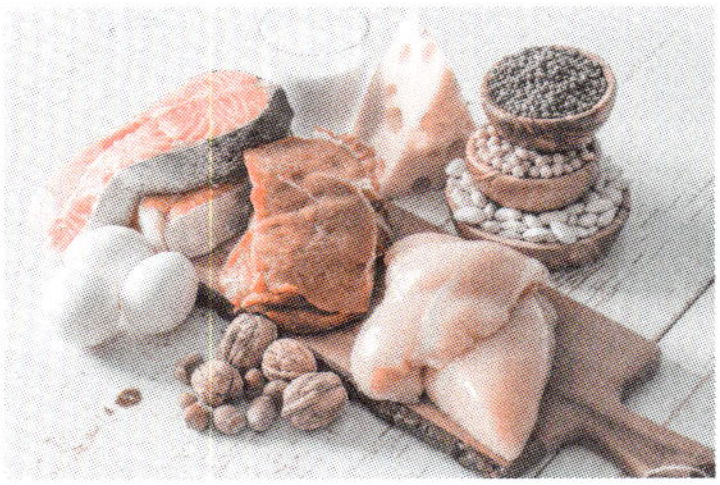

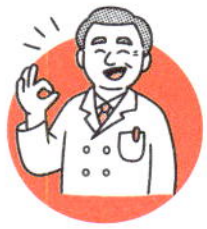

Check!

動物性たんぱく質は筋力の維持やアンチエイジングにも欠かせません。加えて、ダイエットの強い味方になります。

食後の果物は糖質過多の一因に！
果物をやめるだけで脂肪が減る

糖質とひと口にいっても、すべて同じ性質というわけではありません。構造上の分子の数により、最少単位の①単糖類、②少糖類、③多糖類の3種類に分類されます。糖分が体に吸収されるのは最小単位まで分解したあとなので、①→②→③の順番で吸収スピードが速くなります。つまり、単糖類は糖質のなかでもっとも吸収されやすく、脂肪が増加し太りやすいということです。

この単糖類を象徴するのが果糖で、果物やハチミツなどに多く含まれます。血糖値はブドウ糖の血中濃度を示す指標なので果糖によって血糖値が上がることはありませんが、果糖は肝臓内でブドウ糖に変換されるため、糖尿病の場合は注意が必要です。さらに、**そのほとんどが肝臓で代謝され、そのまま中性脂肪へと変化します**。要するに、果物をたくさん食べていると、血糖値に関係なく、肥満や脂肪肝を誘発してしまうのです。

果物にはビタミンやミネラルといった、体にいい栄養素が豊富に含まれるため、なかには健康増進を意識して食べる人もいるでしょう。ヘルシーというイメージを抱いている人も少なくないと思います。ところがそれは大間違い。**果物はまさに、太る原因そのもの**なのです。

果物を食べる習慣をやめれば、内臓脂肪が減ってすぐにやせますし、血液検査の数値ももれなく改善します。果物を食べる場合は、旬の味わいを楽しむことを目的に、少量を口にする程度にとどめましょう。

果物の糖質量に注意

果物を買うときに参考にしたいのが糖質量です。食べたいときは、なるべく糖質量の低い果物を少なめに食べるようにしてください。

果物	糖質量（g）
マンゴー1個	46.7
りんご1個	39
梨1個	26.3
柿1個	26
桃1個	22.7
ぶどう1房	19.4
バナナ1本	19.2
メロン1/4個	12.4
パパイヤ1個	9.5
キウイ1個	9.3
みかん1個	8.8

出典：『食べて下がる中性脂肪』
（栗原毅監修／アントレックス）より

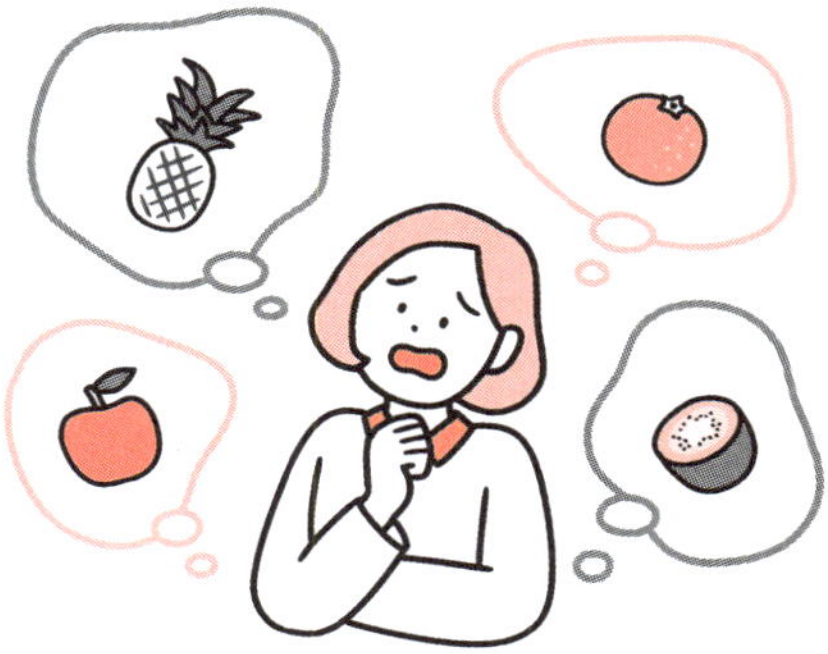

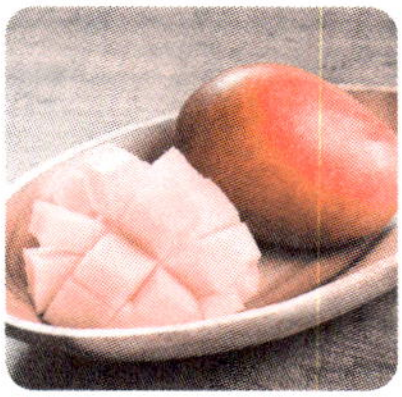

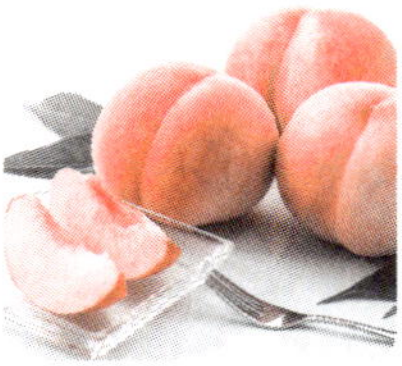

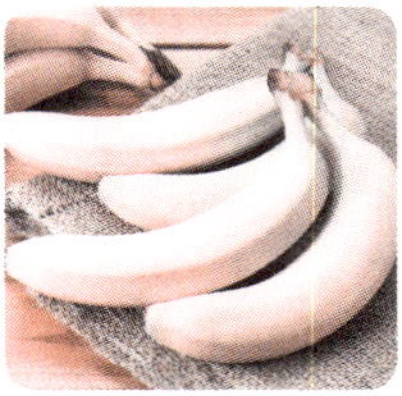

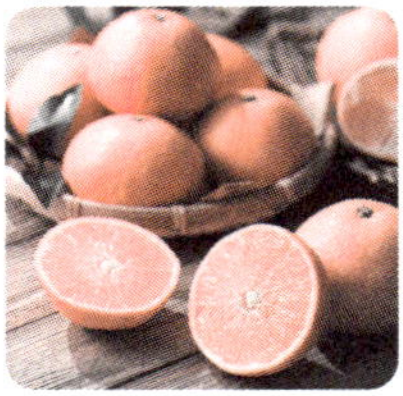

Check!

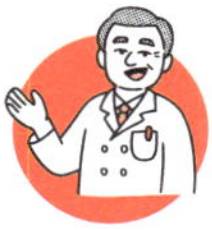

近年の果物は品種改良で「甘さこそ正義」になっています。食べ続けると肥満になるのは当然でしょう。

毎日食べたい健康食品を覚える

食事の合言葉は「お魚、好きやね」

太らないため、やせるために食後血糖値の上昇を抑えることが重要――これはじゅうぶんに理解していただけたと思います。それを可能にする方法やコツはたくさんあるのですが、食事をするにあたって真っ先に意識していただきたい合言葉があります。「**おさかなすきやね**（お魚、好きやね）」です。

これは肥満解消や生活習慣病の予防につながる推奨食材の頭文字を取った言葉で、食事の際に積極的に食べることによって、たんぱく質、食物繊維、ビタミン、ミネラルなどの栄養素を豊富に摂取することができます。

か

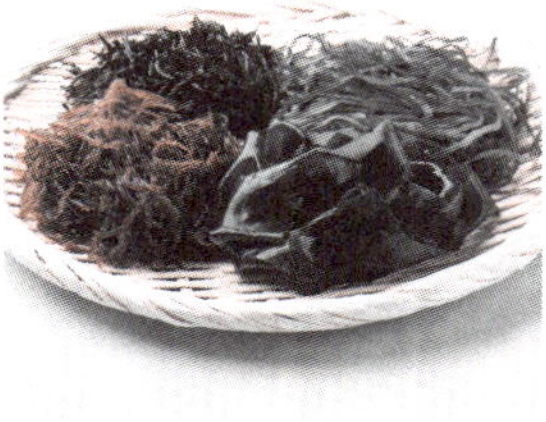

海藻類

な

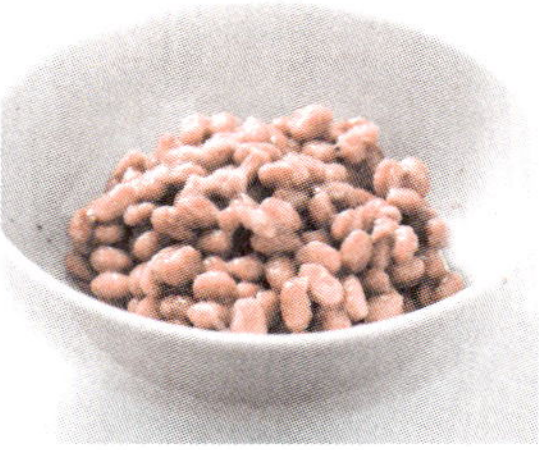

納豆

や

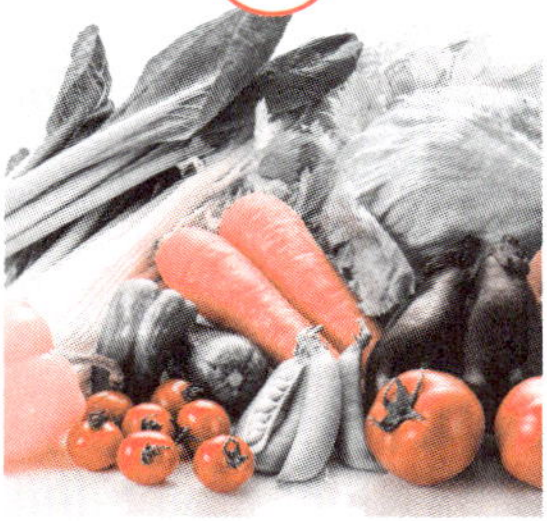

野菜類

ね

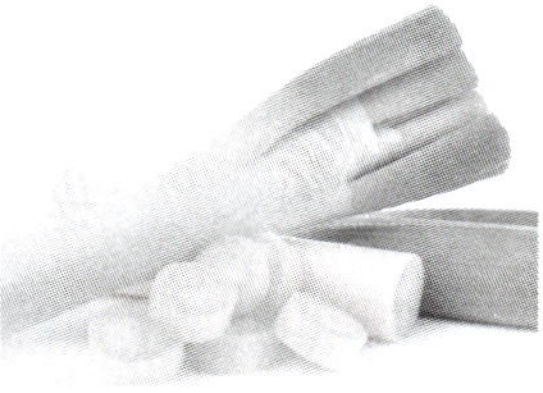

ネギ類

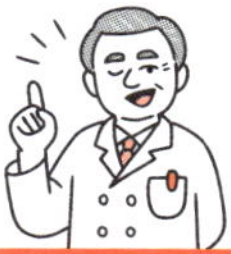

ポイント

毎日のように食べることで、太りにくい体質に変わっていきます。それぞれの食べ物が持つ詳しい健康効果は、第3章で解説します。

お

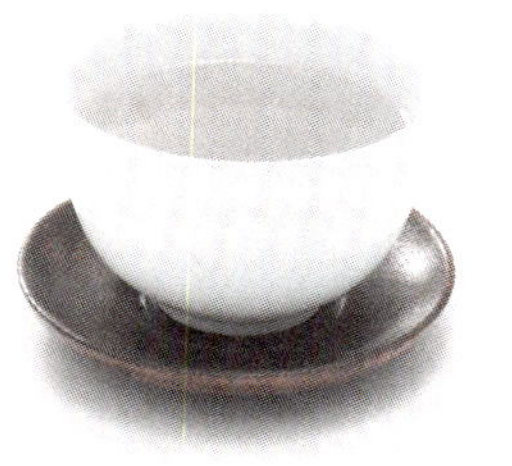

お茶

さ

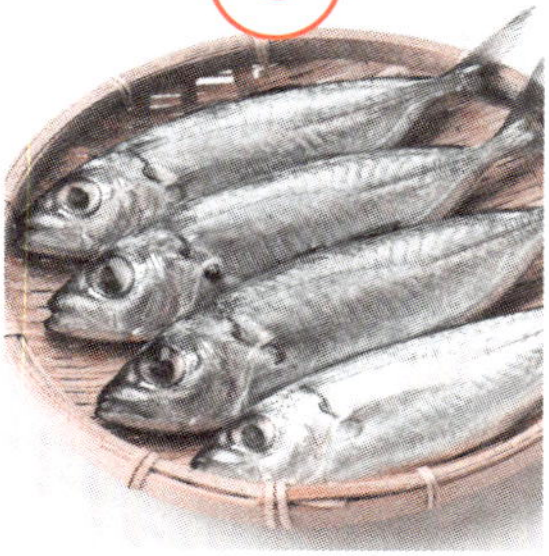

魚

す

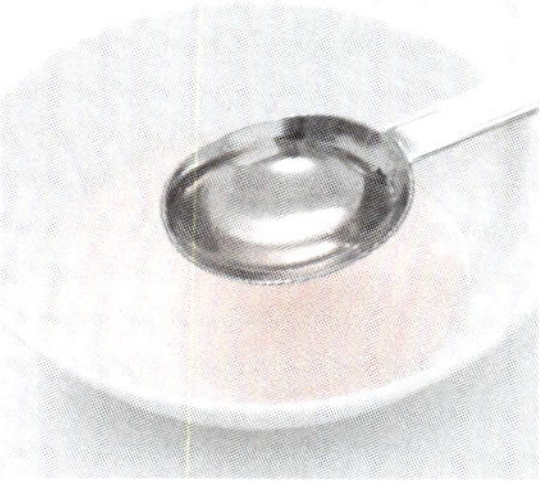

酢

き

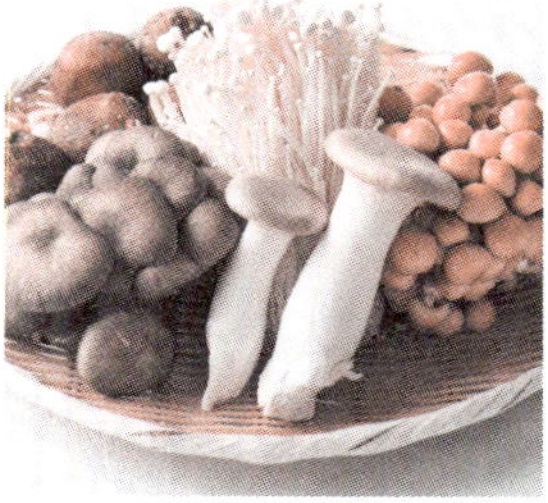

きのこ類

「お」はお茶。抗酸化作用のあるカテキンが、体内での活性酸素の生成を抑制してくれます。

「さ」は魚。EPAやDHAなどの不飽和脂肪酸が豊富な青魚がおすすめです。

「か」は海藻類。ぬめり成分のフコイダンに、血糖値の上昇を抑える作用があります。

「な」は納豆。血栓を溶かしてくれるナットウキナーゼという酵素を摂ることができます。

「す」は酢。酢酸が血液中の老廃物の排出を促進してくれます。

「き」はきのこ類。β-グルカンという成分が、免疫機能を活性化させ、血糖値やコレステロール値を下げてくれます。

「や」は野菜類。ビタミンや食物繊維を豊富に含んでいることはいうまでもないでしょう。

「ね」はネギ類。消化促進、殺菌作用のあるアリシンが、血栓予防に役立ちます。

太らない食事の基本は「カーボラスト」

炭水化物は食事の最後に食べる

食事の際、まず炊き立てのごはんを勢いよくかきこみたい、という人は多いと思いますが、それは絶対にやめてください。

空腹時に糖質が多く含まれる炭水化物を食べると、糖質が急激に体内に吸収され、血糖値が一気に上昇します。すると当然、インスリンが過剰に分泌され、みるみるうちに脂肪が合成されてしまうのです。**最初にごはんを食べると、肥満、脂肪肝、生活習慣病などに向けてまっしぐらに突き進むことになります**。これは、パンや麺類に関しても同様です。

もっともおすすめできるのは、肉、魚、卵などたんぱく質を多く含む食品から口にすることです。糖の吸収を抑える効果のある食物繊維が先でもいいのですが、お腹がふくれて、たんぱく質をじゅうぶんに摂れなくなる可能性があることから、筋肉を維持するために必要な栄養素のたんぱく質を優先することを推奨しています。筋肉量が減ると脂肪が燃焼しにくくなってしまうためです。

続いて、食物繊維を含む野菜、海藻、きのこ類を食べるようにしてください。糖の吸収が緩やかになり、血糖値の上昇を防いでくれます。

そして、汁物でお腹を満たし、最後にごはんをできるだけ量を減らして食べましょう。炭水化物（英語でカーボハイドレート）は最後。**すなわち「カーボラスト」**。これが理想的な食べる順番です。

理想的な“食べ順”

同じメニューでも、食べる順番によって血糖値の上がり方が変わります。炭水化物は食事の最後まで食べないようにしましょう。

①たんぱく質

体にとって重要な肉、魚、卵などのたんぱく質を最初に食べます。「ミートファースト」を実践してください。

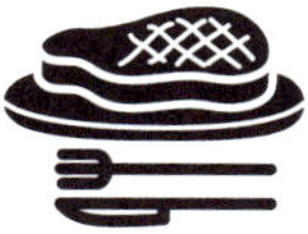

②食物繊維

次に、食物繊維をたっぷり含むサラダ、海藻類、きのこ類を食べます。糖の吸収が緩やかになります。

③汁物

みそ汁、スープなどはこのタイミングで。炭水化物を食べる前に、ある程度お腹を満たしておきましょう。

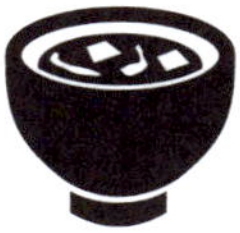

④炭水化物

最後に炭水化物を食べます。このタイミングだと太りにくく、少量でも満足することができます。

Check!

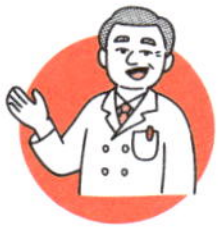

最後のごはんは、おかずとではなく、漬物などと一緒に味わってください。旅館の食事やコース料理と同様、炭水化物は最後に摂るべきなのです。

Topics

よく噛んで食べると太りにくくなる

食事の際に意識したいことはまだまだあります。「何を食べるか」「何から食べるか」に続き、「どう食べるか」についても、しっかり考えるようにしましょう。

忙しいビジネスパーソンのなかには、食事にあまり時間をかけていられないという人も多いはず。とくに会社勤めの人の昼食は、休憩時間が限られているため手短に済まさざるを得ないかもしれません。優雅にランチ、というわけにはいかないのが現実かと思います。

しかし、早食いは推奨できません。短時間で多くの糖質が体内に吸収され、血糖値が急

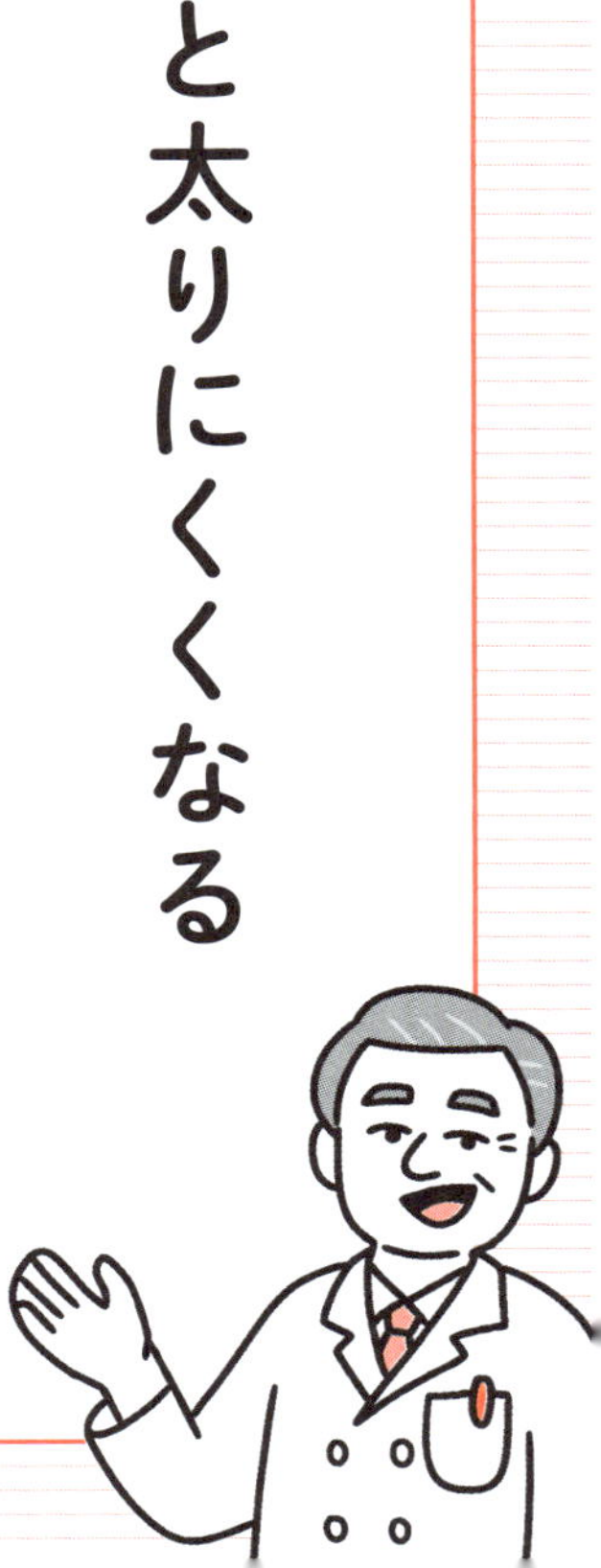

よく噛むことはメリットだらけ

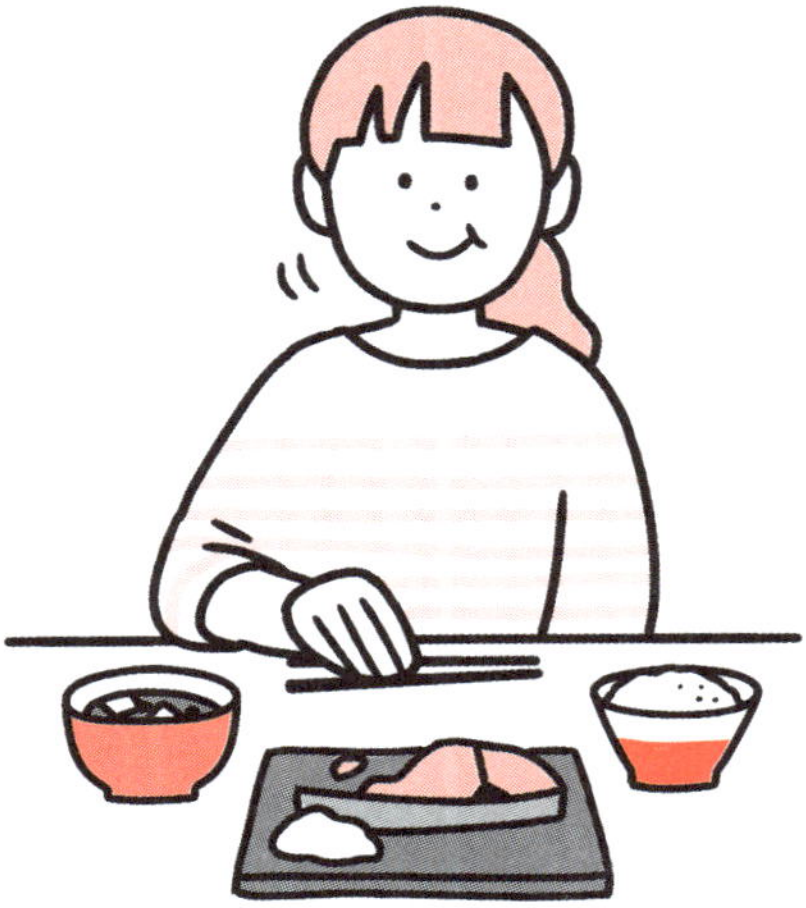

血糖値の上昇や虫歯を防ぐだけでなく、よく噛むことで自律神経が整うメリットもあります。噛むことはリズム運動であり、リラックスするために必要な副交感神経が優位になるのです。

食事で気をつけたいNG行為

以下の食べ方は血糖値を上げ、脂肪がつく原因となります。

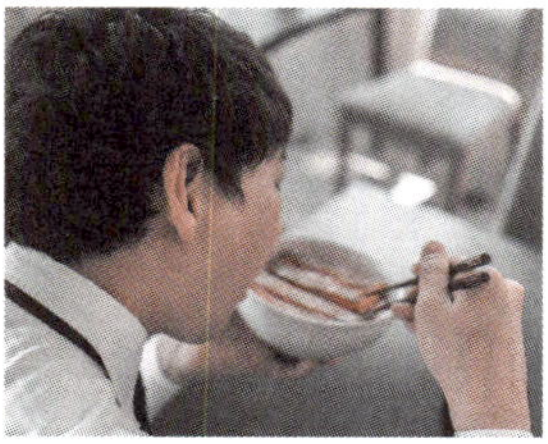

早食い

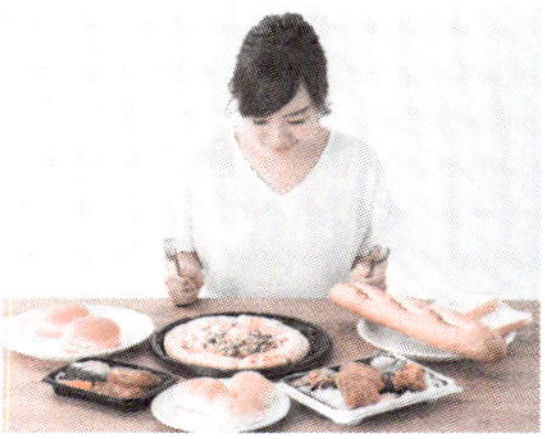

ドカ食い

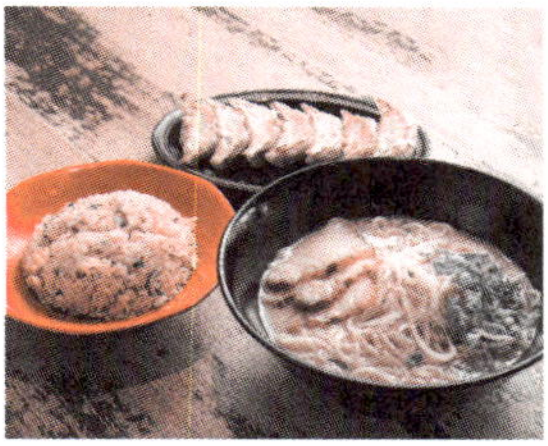

炭水化物の重ね食い

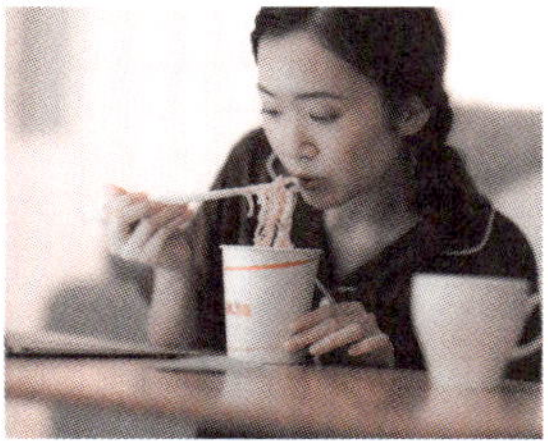

就寝前の食事

上昇してしまうからです。当然、肥満、脂肪肝、生活習慣病のリスクを高めます。

忙しい状況下でも、できるだけゆっくり食べましょう。**よく噛んで食べる。**これが鉄則です。咀嚼回数が多くなると血流がよくなり、代謝が上がって脂肪が燃焼しやすくなります。また、唾液がたくさん出て歯周病の予防にもなります。ぜひとも、**ひと口20〜30回噛むことを目標にしてください。**満腹感を得ることができ、食べすぎの防止にもつながります。また、途中で箸を置いて間をとるのも、咀嚼を増やす手助けになるので効果的です。

人間がものを食べ、脳に「食べた」という信号が送られてから満腹感を得るまでに、だいたい20分ほどかかるといわれています。ゆっくり食べることを意識しながら、20分以上時間をかけて食事をするようにしましょう。

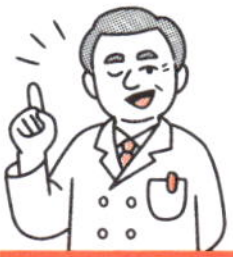

ポイント

よく噛んで食事に時間をかけると、早めに満腹感が得られます。食事の量を抑えられるというメリットもあるのです。

しっかり食べるのは朝と昼！
食事の時間を決め、夕飯は少なめに

食事を抜くという行為（とくに朝食抜き）は肥満や脂肪肝に直結するので論外ですが、1日3食しっかり食べていれば問題なしというわけではありません。まずは、**毎日決まった時刻に規則正しく食事を摂ること**を目指しましょう。規則正しくといっても、1分1秒にまでこだわる必要はありません。「だいたいこれくらいの時間帯」という認識でOKです。

食事が不規則になると、夜遅くに食べるケースが増えます。これは、やせるチャンスを自ら逃しているに等しいことです。脂肪を燃やす働きのある「成長ホルモン」の分泌がピークに達するのが、午後10時から午前2時の間。すなわち、深夜は本来やせやすい時間帯といえるのですが、遅めの夕食や夜食を摂ることによって血糖値が上昇し、脂肪燃焼効果を半減させてしまうのです。**夜に糖質を摂取することは、わざわざ脂肪を増やしているようなもの**と考えましょう。

これは、遅めの夕食や夜食に限った話ではありません。通常の時間帯に摂る夕食も、糖質をできるだけセーブするのがベターということができます。朝食は軽めに済ませ、昼食はほどほどの量で、夕食はボリューミー。これが一般的に多く見られる食事量のバランスですが、本気でやせることを目指すのであれば見直しが必要です。これからは、**朝食、昼食をしっかり摂って、夕食は控えめにする食生活**を心がけましょう。

理想的な食事バランス

3食ともしっかり摂ると糖質過多になるおそれもあります。理想的な食事量のバランスは、以下の2パターンです。

朝食 4 ： 昼食 4 ： 夕食 2

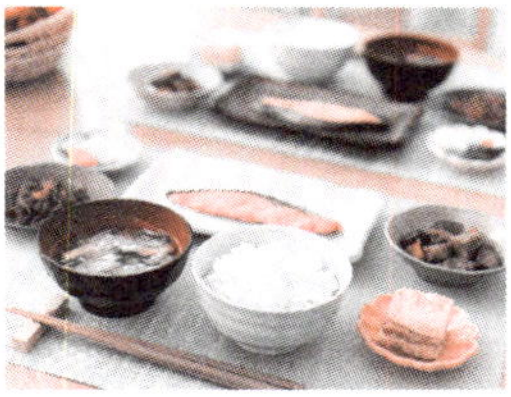
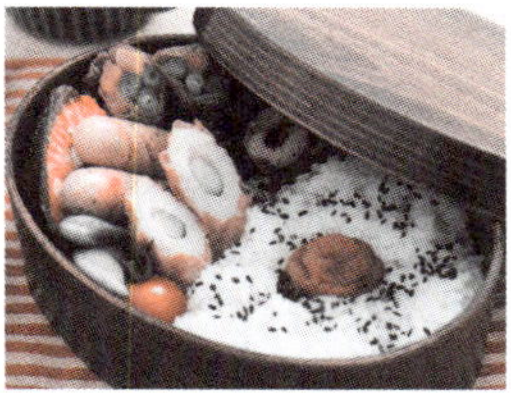
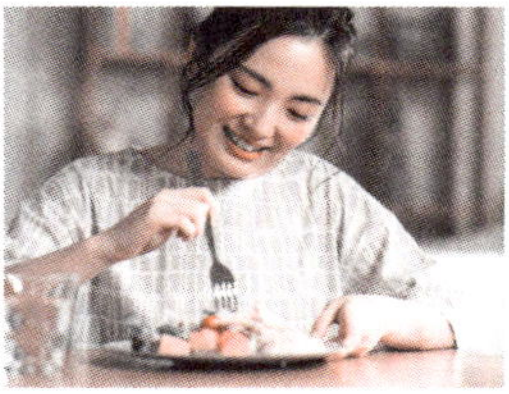

朝からしっかりと食事をします。
朝から活動的に過ごす人におすすめです。

朝食 3 ： 昼食 5 ： 夕食 2

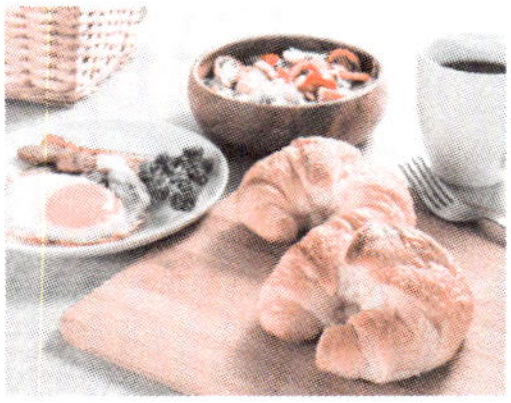
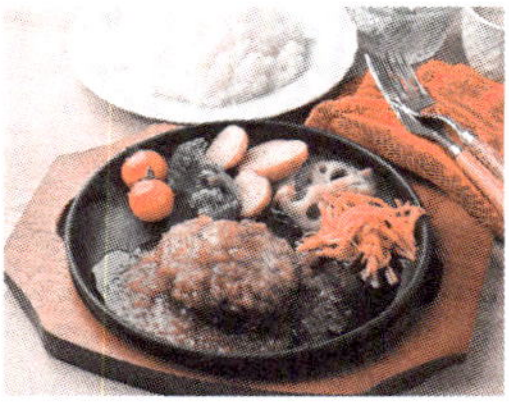
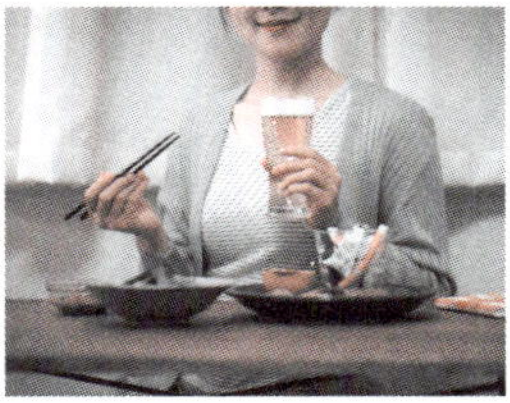

朝食をそこそこ食べ、昼食の量を増やします。
いずれも夕食は少なめにしましょう。

Check!

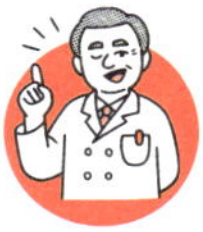

夕食のあとは体を休めるだけなので食事は軽めに。朝や昼は、脳や体を活動的にするため、しっかり食べてください。

Column

健康的なサラダが太りやすい食べ物に変わる？

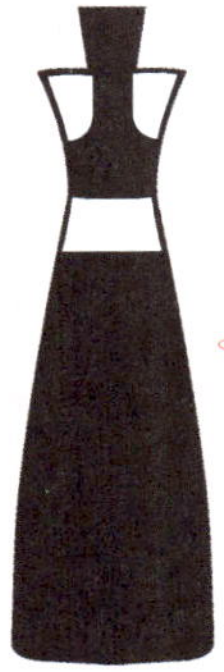
ドレッシングは
少量にするか、
糖質の低いタイプに。

ポテトサラダや
マカロニサラダの
正体は“糖質”です。

野菜はビタミンや食物繊維が豊富で健康的。だから、サラダはヘルシー。この考え方はあながち間違ってはいませんが、注意しなければならない点があります。それは、ドレッシングです。塩やマヨネーズ、体にいい油や酢を使用した自家製のドレッシングならいいのですが、**市販のものにはかなりの糖質が含まれています**。いくらサラダがヘルシーでも、ドレッシングをドバドバかけてしまったら元も子もありません。

また、ポテトサラダ、マカロニサラダ、春雨サラダなどは、名前のイメージにだまされないようにご注意を。主役の食材は糖質のかたまりで、ダイエットの天敵。「サラダにしてサラダにあらず」です。

第3章

みるみる お腹が凹む おすすめの食品

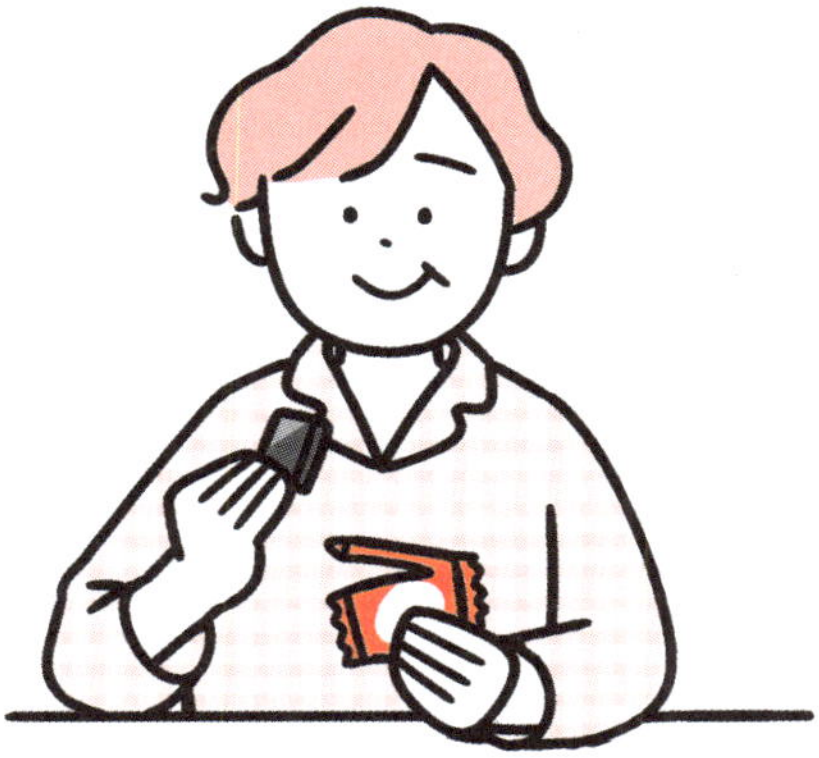

糖質がたっぷりの食事ばかりだと、肥満だけでなく、さまざまな病気の原因となります。ここからは、太りにくい食品、脂肪を落とす食品をご紹介します。毎日の食事の参考にしてください。

食前に飲むと血糖値の上昇を抑制する

食事前に大さじ1杯のお酢を飲む

前章で食後血糖値の上昇を抑える食事の摂り方をいくつかお伝えしましたが、食事中だけでなく、食前にやっておくことによって効果を得られる方法もあります。まずおすすめしたいのは、お酢を飲むことです。

どうして、食前にお酢を飲むと血糖値の上昇を抑えることができるのでしょうか。その答えは、お酢の主成分の酢酸《さくさん》にあります。酢酸には、**脂肪の合成を抑制し、さらには脂肪の燃焼を促進する作用**があるのです。食事で摂取した糖質は、体内でブドウ糖に分解されて血液にとりこまれますが、酢酸がこの分解スピードを緩めてくれます。結果的に血糖値の急上昇、ならびにインスリンの過剰分泌を抑えることにつながるのです。

目安は大さじ1杯（15mL）。お酢をそのまま飲むのはきついので、コップ1杯の水に混ぜて飲みましょう。ポピュラーな米酢ではなく、**りんご酢や黒酢などでも同様の効果があることがわかっています**。加えて、酢の物を食事にとり入れたり、納豆に酢を混ぜて食べたりするなど、できるだけ食事中に酢を摂取するようにしましょう。

大手醸造メーカーの株式会社ミツカンホールディングスが行った調査によると、肥満気味の人が大さじ1杯のお酢を含む500mLのドリンクを毎日朝晩2回に分けて12週間摂り続けたところ、内臓脂肪の数値が平均約5%、動脈硬化を促進する血中中性脂肪も平均18・2%下がったそうです。このように、お酢のパワーは絶大なのです。

お酢の種類はなんでもOK!

米酢だけでなく、黒酢、りんご酢などさまざまな種類があります。どれを選ぶかはお好みでOKです。

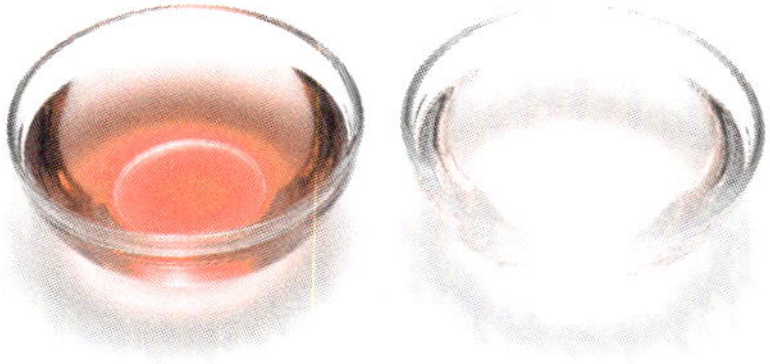

お酢の摂り方

お酢を飲む習慣を続けるために、簡単なのは右のような方法です。好みに合わせてお酢を味わいましょう。

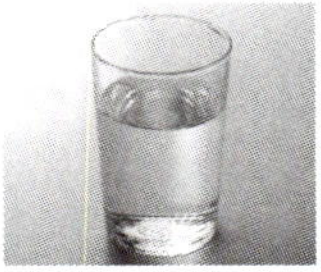

コップ1杯の水で割る

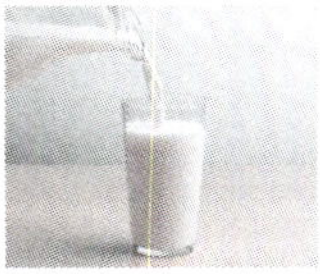

コップ1杯の牛乳で割る

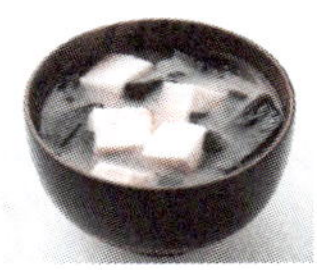

みそ汁に入れる

おすすめはお酢+納豆

もっともおすすめしたいのが、納豆にお酢をかけて食べることです。発酵食品の納豆は毎日食べたい健康食品。続けやすいこの組み合わせから、始めてみてはいかがでしょうか。

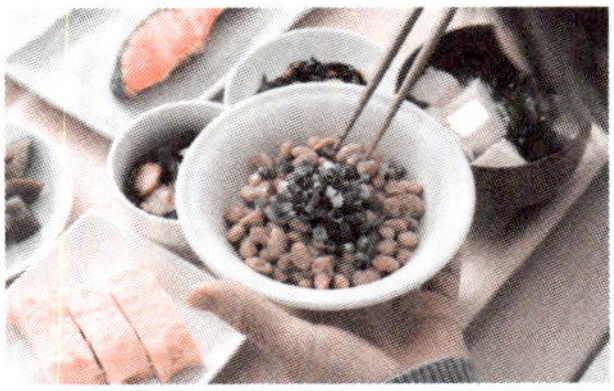

Check!

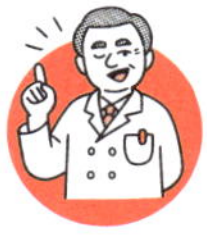

酢を飲みすぎると胃が荒れるおそれがあるので注意しましょう。「食前に大さじ1杯」を守るようにしてください。

毎日のチョコレート習慣で脂肪が燃焼する

食前・食間に高カカオチョコレート

お菓子はダイエットの大敵です。甘いお菓子はもちろんのこと、たとえ甘くなくても、いも、米、トウモロコシなどを原料としたお菓子には、大量の糖質が含まれています。お腹が空くとついつい手を伸ばしたくなるかもしれませんが、やせるためにはグッと堪えましょう。

ただし、なかには例外もあり、積極的に食べていいお菓子も存在します。それは、**カカオ成分70％以上の高カカオチョコレート**です。高カカオチョコに豊富に含まれるカカオプロテインという植物性たんぱく質や食物繊維が、糖質の吸収スピードを緩める働きをしてくれます。

さらに注目したいのは、高カカオチョコに豊富に含まれる抗酸化物質のカカオポリフェノールです。この物質は肝臓の機能を改善する力があり、少しずつ食べ続けることによって、脂肪が燃焼しやすくなります。ポリフェノールは体内に溜めておくことのできない物質のため、こまめに口にするようにしましょう。カカオ成分が70％以上であれば効果はさほど変わらないので、苦くて食べづらい80％、90％あたりの高カカオチョコを無理に食べる必要はありません。

1回あたりの目安は約5g。一般的な商品の小さなピース1枚に相当します。これを1日5回、合計25g食べ続けると血糖値の上昇を効率的に抑えることができます。朝昼晩3食の前、そして午前と午後の2回のおやつとして食べるのがおすすめです。

高カカオチョコはポリフェノールの塊！

赤ワイン、コーヒー、りんごなどと比べても、圧倒的なポリフェノール含有量を誇る高カカオチョコレート。食べてから2時間ほどが効果のピークなので、食前に食べることで健康効果を発揮してくれます。

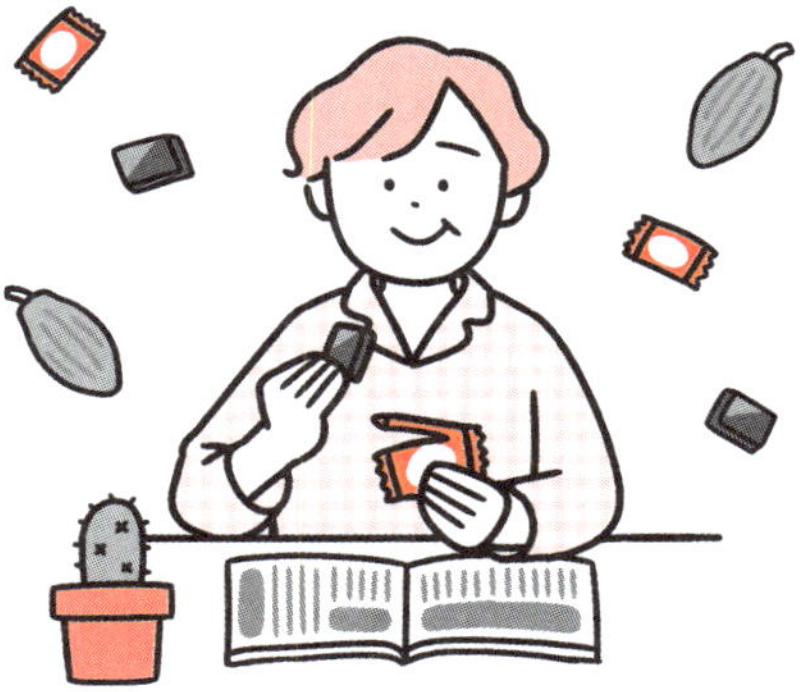

高カカオチョコレートの食べ方

朝食前に 1枚（5g） 食べる → 食間に 1枚（5g） 食べる → 昼食前に 1枚（5g） 食べる → 食間に 1枚（5g） 食べる → 夕食前に 1枚（5g） 食べる

1日15〜25gが目安

1日3〜5回に分けて食べる

Check!

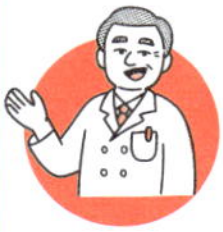

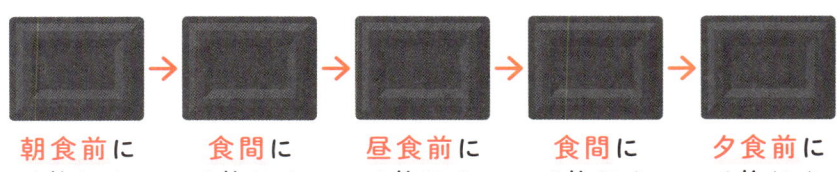

チョコレートを買うときはカカオ含有率が70%以上のものにしましょう。小腹が空いたときのおやつとしても適しています。

Topics

緑茶を飲むだけで病気予防になる

緑茶は健康維持に欠かせない

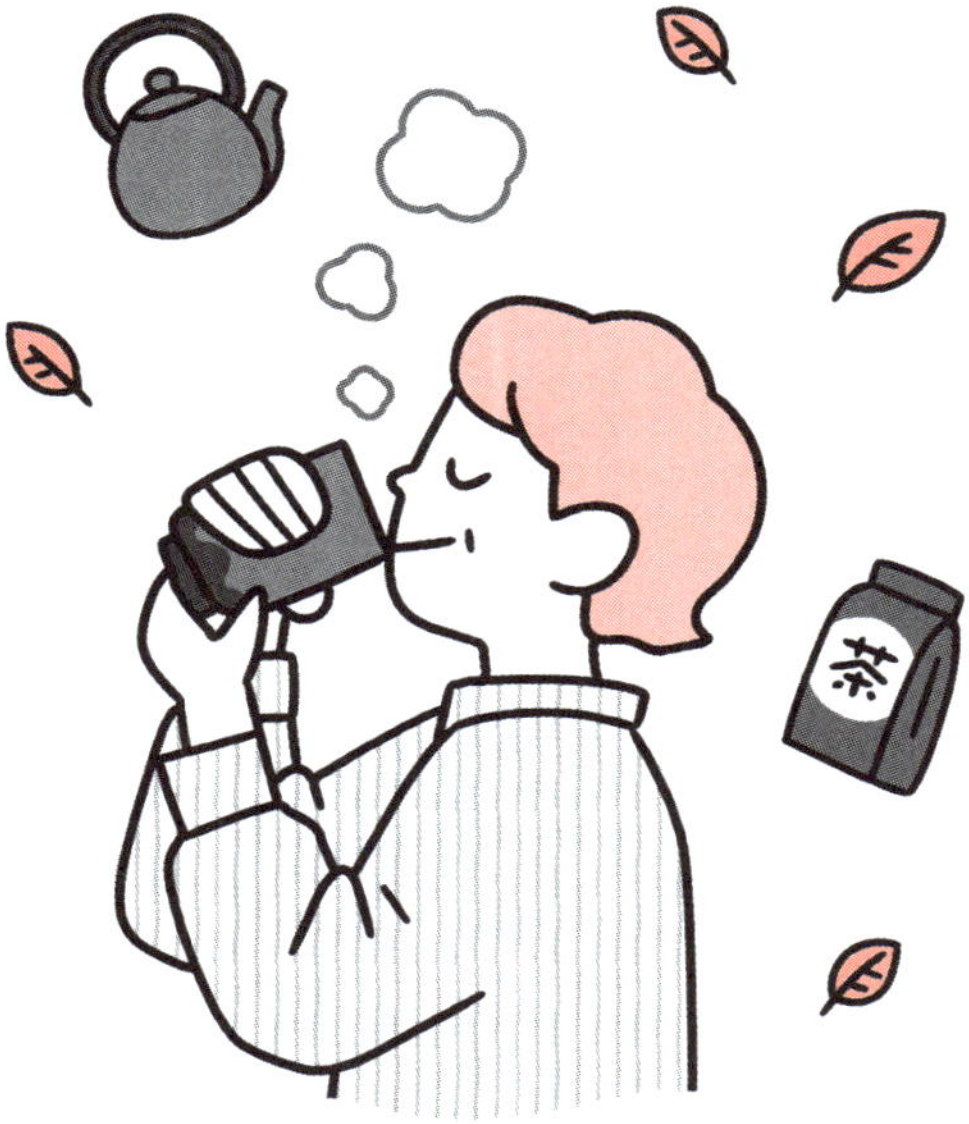

緑茶の効果を引き出すには、濃く淹れて飲むことが大切です。

お酢と高カカオチョコレートに続き、積極的に口にしたいのが緑茶です。緑茶を飲んだときに感じる渋みや苦みのもとになるカテキンの成分には、やせる効果があります。

茶カテキンはポリフェノールの一種で、近年の新たな研究によって、高濃度茶カテキンを継続的に摂取すると**肝臓や筋肉での脂肪代謝が活発になり、脂肪の燃焼が促進される**ことが明らかになりました。さらに、糖の吸収スピードを緩やかにし、食後血糖値の急上昇を抑える働きがあることもわかっています。お茶を飲むとそれだけで肥満防止に結びつく

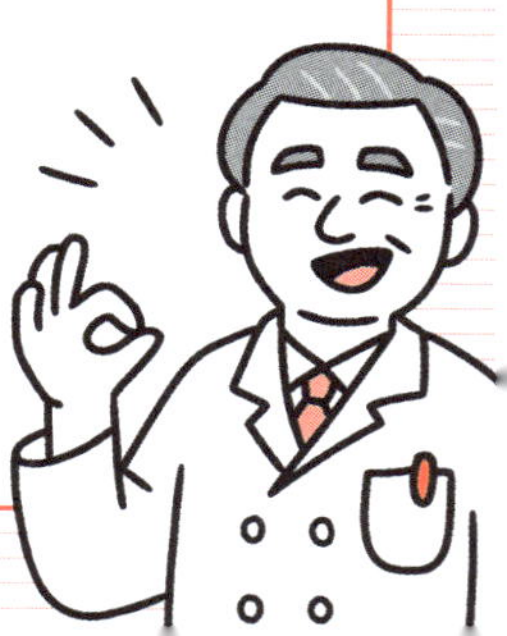

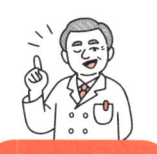

茶葉は野菜として食べる

緑茶を飲むだけでは、茶葉が持つ健康効果を約30%しか得られません。使い終わった茶葉を小皿に入れ、お酢などをかけて食べると、残りの約70%の効果を得ることができます。

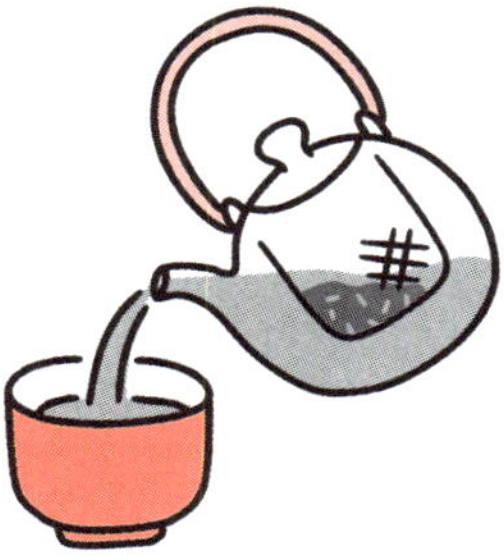

①お茶を飲む

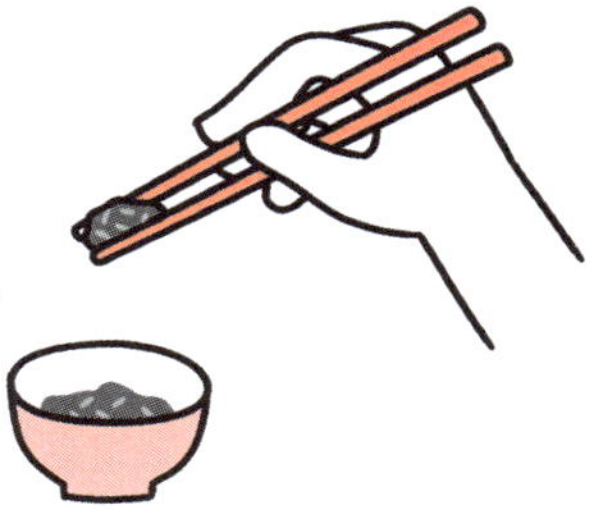

②残った茶葉を食べる

ポイント

急須で入れた緑茶ではなく、ペットボトルの濃い緑茶でも効果あり。食前、食後に飲むのをおすすめします。

のです。そのほか茶カテキンには、虫歯、歯周病、口臭、インフルエンザをはじめとする感染症、認知症、動脈硬化、血圧の上昇を予防する効果もあります。そのパワーは計り知れないといっていいでしょう。

茶カテキンがしっかり含まれていれば、高級なお茶でなくても、自分で淹れなくてもOK。コンビニ、スーパー、自動販売機で簡単に購入できるペットボトルのお茶でじゅうぶんです。その際はブレンド茶ではなく、できるだけ健康成分を多く含む、濃い緑茶を選ぶようにしましょう。

急須を使って茶葉から淹れた場合は、お茶を飲むだけにとどめず、使用済みの茶葉も食べると脂肪燃焼効果は倍増します。お酢などで味つけして、野菜感覚で食べるといいでしょう。

脂身も食べすぎなければ問題なし
やせるために肉を控えなくてもOK

肉は動物性たんぱく質が豊富で、良質な筋肉をつくってくれます。筋肉がつけばエネルギー代謝がよくなり、脂肪が燃焼しやすくなります。肥満解消はもちろんのこと、健康長寿を目指すうえで、肉を控える理由はどこにもありません。

日本人にとっての肉の基本は、牛、豚、鶏の3種類。どれを優先的に食べるべきか、悩んでいる人もいるかもしれませんが、**どれでも構いません**。肉の種類や部位などによって、含まれる栄養素やダイエット効果に多少の違いはあるものの、大差がないため過度に気にする必要はないのです。好きな肉を、積極的に食べてください。

もちろん、牛、豚、鶏以外でもOKです。ジンギスカンやラムチョップで羊を食べるもよし、馬刺しで馬を食べるもよし、ジビエ料理で鹿やうさぎを食べるもよし。肉料理を楽しんで食べながら、健康的な体をつくっていきましょう。もちろん、魚や卵などの動物性たんぱく質でも問題はありません。

また、P44で述べたように、脂身を敬遠する必要はありません。脂質の過剰摂取はよくありませんが、**肉についている脂身程度なら毛嫌いしなくてもいいのです**。赤身よりも霜降りが好きなら霜降りを、ヒレカツよりロースカツのほうが好きならロースを、むね肉の唐揚げよりももも肉の唐揚げのほうが好きならもも肉を、心ゆくまで堪能してください。

アルブミンの数値を維持する

アルブミンは血液中にあるたんぱく質で、栄養素を体中に運搬し、筋肉量を増やします（44ページ参照）。筋肉を増やすことで、脂肪を燃焼することもできます。アルブミンの素となるのが、肉や魚などの動物性たんぱく質です。アルブミンの数値は、健康診断の項目にも入っていますのでチェックしてみてください。

■アルブミン値と体の状態

アルブミン値（g/dL）	体の状態
～3.6	体の機能が衰弱している
～4.1	新型栄養失調になっている
～4.4	筋肉が増え始める
～4.6	肌がつややかになる
～4.7	髪が元気になる
～4.8	爪がきれいになる
～5.0	表情がいきいきとする
5.0～5.3	理想の数値

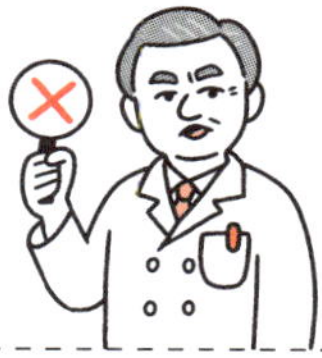

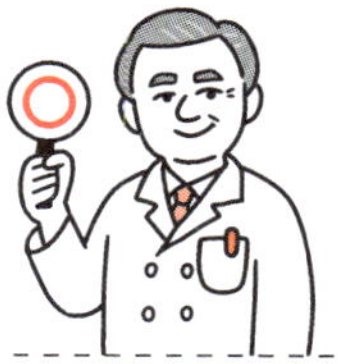

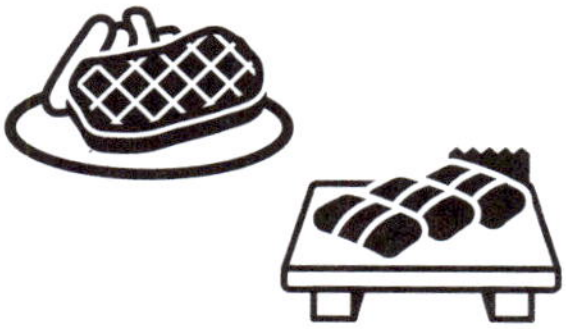

新型栄養失調とは食事で摂取する総エネルギー量は足りているのに、たんぱく質、ビタミン、ミネラルなど、健康を維持するために必須な特定の栄養素が足りていない状態をいいます。

Check!

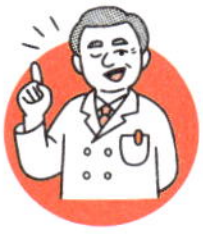

健康的な高齢者の方々は「肉が好き」という共通点があります。健康的に長生きするためにも、動物性たんぱく質は欠かすことができません。

さまざまな栄養素を含んだ完全栄養食品
卵は1日3個食べても問題なし

卵には大量のコレステロールが含まれるため、かつては「食べるのは1日1個」が健康維持に必要な基準とされていました。しかし、近年の研究により、卵を食べてもコレステロール値がほとんど上昇しないこと（無関係であること）が判明。「1日1個」の常識は覆され、「**1日に2個以上食べても問題ない**」ということが、新たな常識として広く世の中に浸透しました。

卵は、動物性たんぱく質、脂質、ミネラル、ビタミンB群、必須アミノ酸、ビタミンCと**食物繊維以外の栄養素をほとんど含む完全栄養食品**です。しかし、卵ばかり食べていると摂取できる栄養素も偏ってきますので、さすがに無制限というわけにはいきません。

では、いくつまでなら食べても大丈夫なのでしょうか。その見解は医師や専門家によって若干分かれます。「1個までが理想的」という人もいれば、「2個くらいにとどめておいたほうがいい」という人もいます。そんななか私は「**3個くらいまでなら問題なし**」というスタンスをとっています。1日3個食べても、健康を害することはありません。

最近は卵の値段も上がっていますが、栄養価を考えれば、ほかの食品よりもまだまだはるかに安いです。飽きがこないように、目玉焼きにしたり、玉子焼きにしたり、ゆで卵にしたりと、調理法を変えて卵料理を存分に楽しみましょう。

卵を食べると長く歩ける体になる

卵1個には6〜10gのたんぱく質が含まれており、アルブミン値を上げる効果もあります。私が勤める栗原クリニック東京・日本橋の患者さんで、歩くのがやっとだった85歳の患者さんがいました。その症状を改善するため、1日5個の卵を食べてもらったところ、1日1万歩以上歩けるようになりました。健康寿命を延ばすためにも、卵は欠かせない食品といえます。

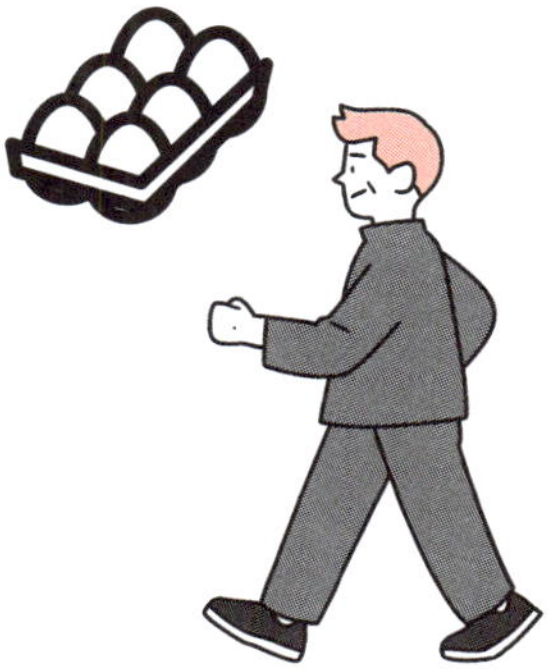

卵と肉を組み合わせる

ごはんの量を少なめにし、卵と肉を組み合わせた料理を積極的に食べましょう。卵は半熟だと消化がよくなります。

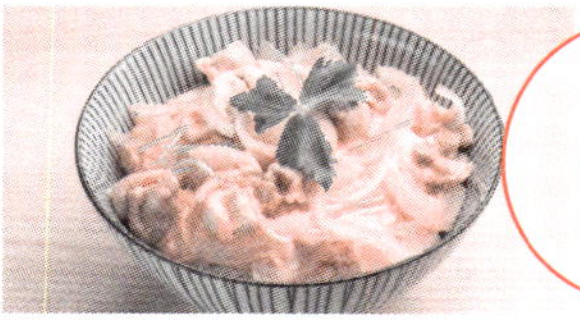

親子丼

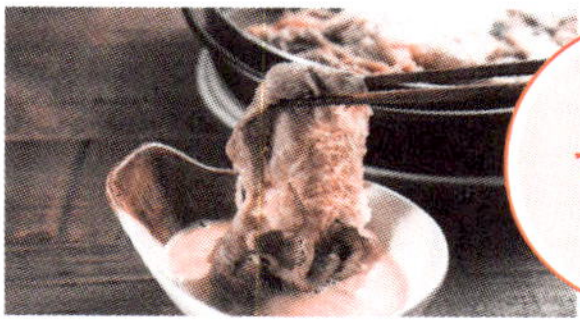

すきやき

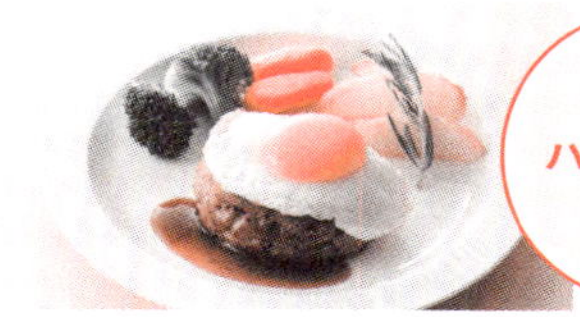

ハンバーグ

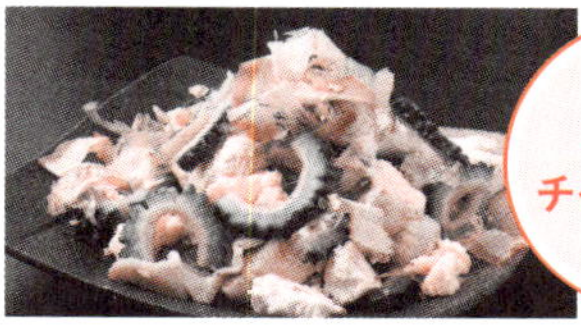

ゴーヤ
チャンプルー

Check!

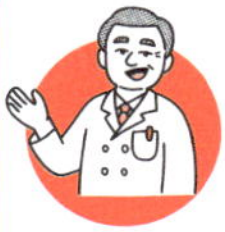

コレステロール値に異常がある場合、1日4個以上は食べすぎになります。かかりつけの医師と相談して、食事量を決めましょう。

食物繊維が豊富な超優良食品

海藻ときのこはダイエットの味方

海藻ときのこも、ダイエットの強い味方になってくれます。いちばんのセールスポイントは、いずれも**食物繊維を豊富に含んでいる**ということです。

海藻に含まれる、水に溶けやすい性質の水溶性食物繊維のうち、フコイダンという成分が糖の吸収スピードを抑え、血糖値の急上昇を防いでくれます。それだけでなく、腸内の余分なコレステロールや有害物質を、絡め取って排出する作用も兼ね備えています。

また、海藻のぬめり成分であるフコイダン等には食後血糖値の上昇を抑える働きがあり

食物繊維は2種類ある

食物繊維は不溶性食物繊維、水溶性食物繊維の2種類があり、それぞれに健康効果があります。

不溶性食物繊維

水に溶けにくい食物繊維。野菜、穀類、豆など。有害物質を体外へと排出し、大腸がんを予防する効果もあります。

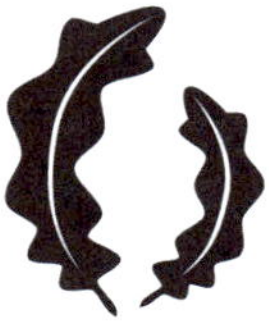

水溶性食物繊維

水に溶けやすい食物繊維。海藻、きのこ、こんにゃくなど。食後血糖値の上昇を抑え、腸内環境を整える効果があります。

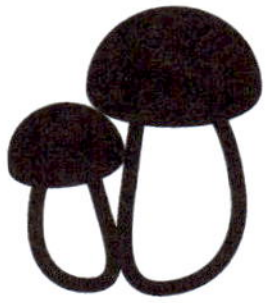

海藻ときのこの優れた健康成分

海藻

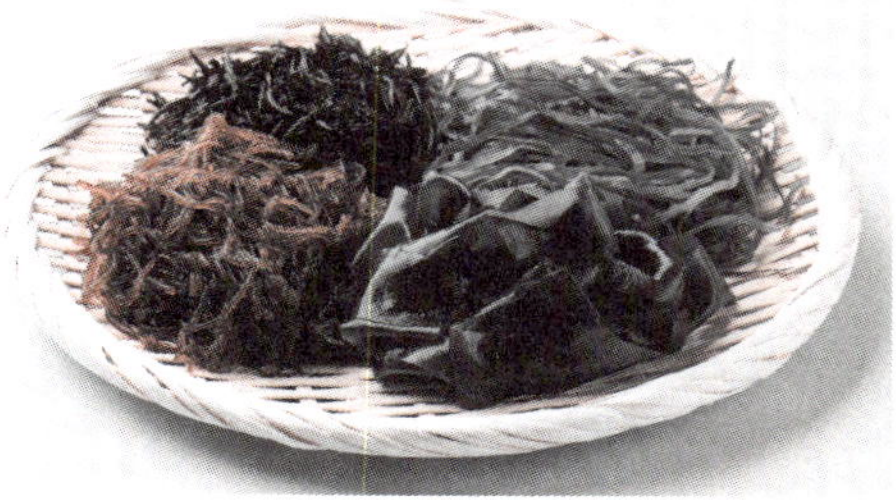

海藻に含まれる「フコイダン」「アルギン酸」には、余分なコレステロールを排出し、抗酸化作用や免疫力を上げる効果があります。

きのこ

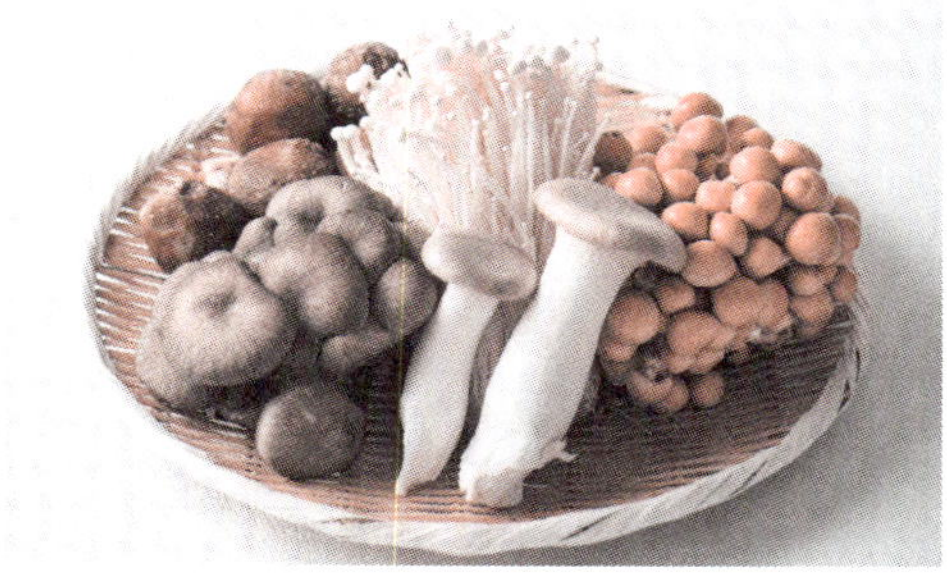

きのこの健康成分「ナイアシン」「β-グルカン」は糖の代謝を促し、内臓脂肪が増えるのを抑制します。

ます。さらに体の新陳代謝を促し、血圧や血糖値の調整に一役買ってくれるマグネシウムなどのミネラルも豊富です。海藻は少しずつ摂取するほうが効果的なので、一度にたくさん食べず、海藻の種類や調理法を変えながら、**できるだけ毎食とるようにしましょう。**

きのこには、水溶性食物繊維だけでなく、水に溶けにくい不溶性食物繊維も含まれます。これらもまた、血糖値上昇の防止、腸内環境の調整（便通の促進）などの働きにより、ダイエットを強力にサポートしてくれます。

血糖値を下げて免疫力を高める食物繊維の一種のβ-グルカン、糖質の代謝を促すビタミンB群のナイアシンなどが含まれているのも、きのこが優れている点です。食物繊維によって糖の吸収を抑えるため、**炭水化物よりも先に食べるようにしてください。**

体内では生成できない必須脂肪酸

青魚のEPA・DHAを摂る

油と聞くと、体に悪そうな印象を受けるかもしれませんが、そうとは限りません。体によくない油がある一方、体にいい油もあります。脂質を構成する脂肪酸という分子のうち、飽和脂肪酸に属するのが体によくない油、**不飽和脂肪酸に属するのが体にいい油**といえます。

飽和脂肪酸は肉類や乳製品に多く含まれ、過剰に摂取すると、中性脂肪やコレステロール増加の一因になります。P64でお肉をたくさん食べることを推奨しましたが、それはあくまで常識的な範囲内での話。どんな食品も、食べすぎが体にいい影響を与えるわけがありません。

これに対し、不飽和脂肪酸はオメガ3《スリー》、オメガ6《シックス》、オメガ9《ナイン》の3種類の脂肪酸からなり、一部の例外を除いて健康増進に寄与してくれます。とくに注目したいのは、オメガ3脂肪酸の代表選手といえる、EPA《イーピーエー》（エイコサペンタエン酸）とDHA《ディーエイチエー》（ドコサヘキサエン酸）です。EPA、DHAは、サバ、サンマ、アジ、イワシなどの青魚に多く含まれることで知られており、**6週間摂り続けると内臓脂肪が減少する**ことがわかっています。いずれも体内では合成できない必須脂肪酸のひとつで、食べものから摂取しなければなりません。

おすすめしたいのはサバ缶です。安価なうえ、手軽に食べることができる点が魅力。1缶でEPAとDHAの1日の摂取目安量（合計約2000㎎）をほぼカバーしてくれる、ダイエットの強力な援軍といえるでしょう。

EPA・DHAとは？

青魚に含まれる代表的な成分がEPAとDHA。含有量の多い魚を食べるようにしましょう。

EPA（エイコサペンタエン酸）

中性脂肪と悪玉コレステロールを減らし、善玉コレステロールを増やします。血流をよくして、血液をサラサラにする働きもあります。

DHA（ドコサヘキサエン酸）

脂肪燃焼、血管壁の収縮、血小板の凝集などさまざまな働きがあります。さらに、動脈硬化の予防、認知機能が向上する効果も期待できます。

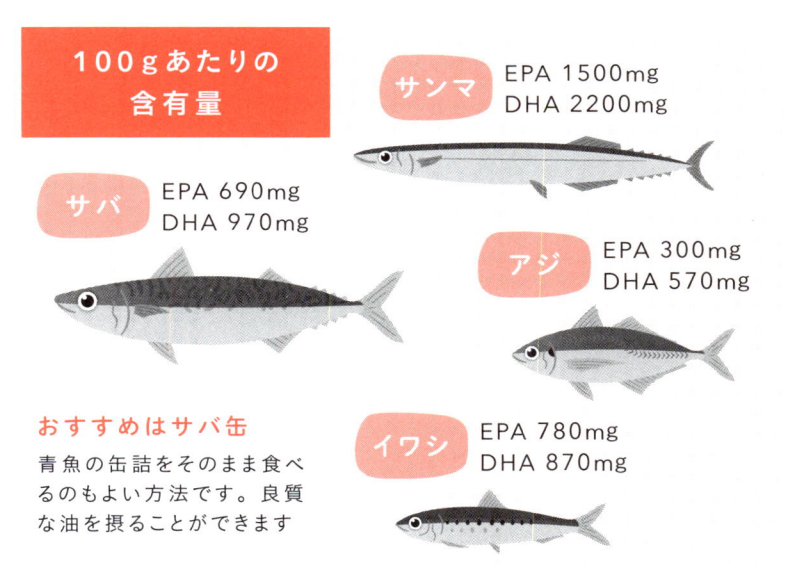

100gあたりの含有量

サンマ
EPA 1500mg
DHA 2200mg

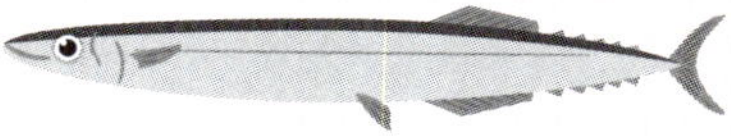

サバ
EPA 690mg
DHA 970mg

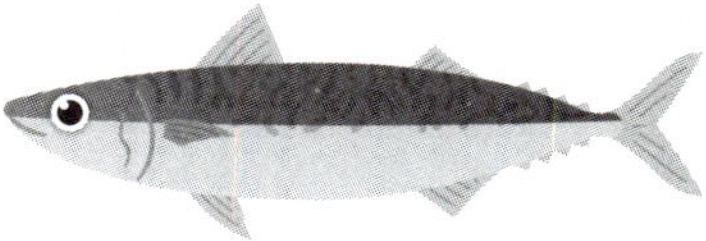

アジ
EPA 300mg
DHA 570mg

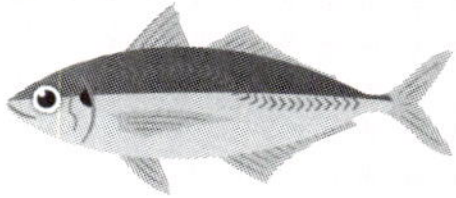

おすすめはサバ缶

青魚の缶詰をそのまま食べるのもよい方法です。良質な油を摂ることができます

イワシ
EPA 780mg
DHA 870mg

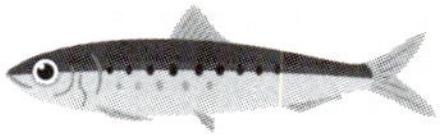

（出典：文部科学省「日本食品標準成分表」より）

Check!

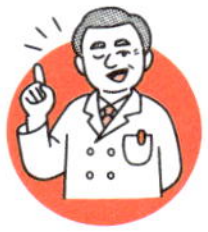

肉だけでなく、魚も積極的に食べましょう。魚の調理が面倒な人は、「家では肉」「外食は魚」と決めるのもいいでしょう。

Topics

常用したい良質な油とは？

オメガ3はそのまま摂る

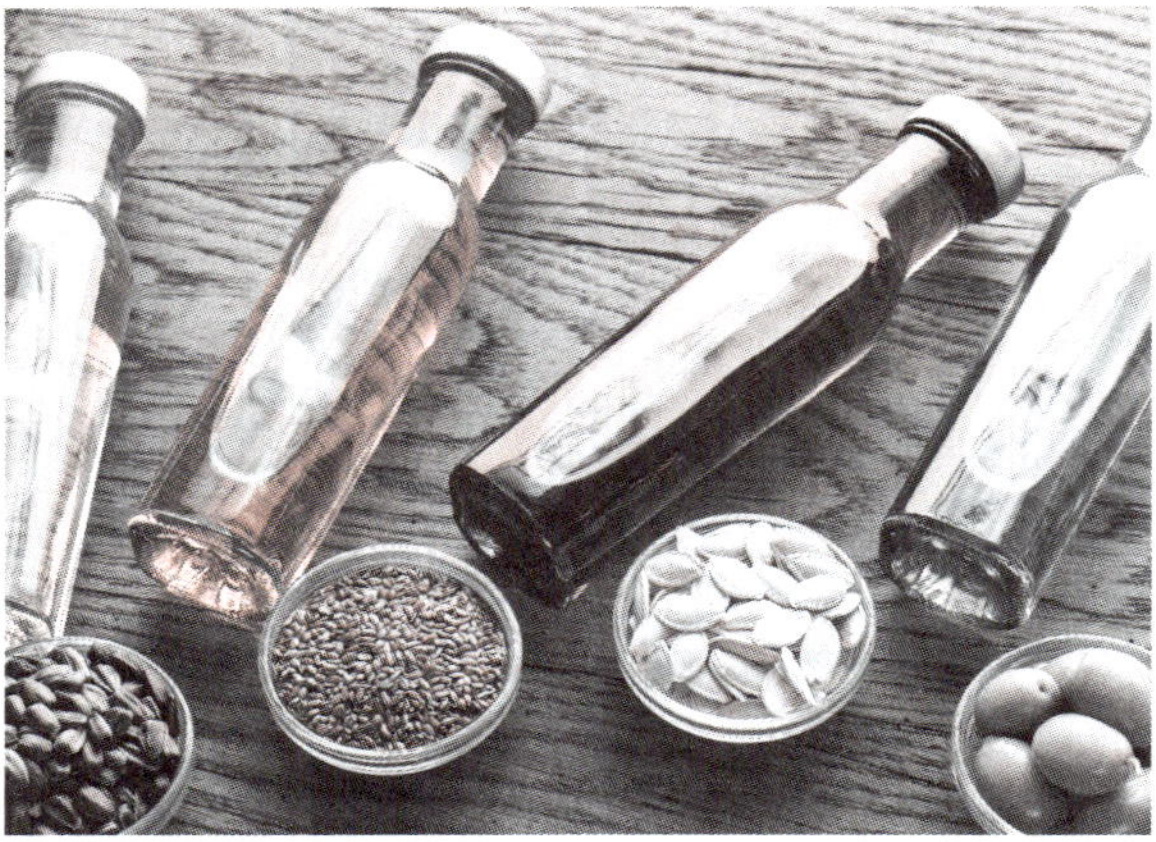

アマニ油、えごま油といったオメガ３の油は、熱に弱いので、サラダにかけるなどしてそのまま摂ってください。オリーブオイルなどのオメガ９は加熱しても成分が失われません。

体にいい油は、EPAとDHAだけではありません。同じオメガ3脂肪酸に属する、α-リノレン酸にも、摂取することによって脂肪の減少を促す効果を期待できます。α-リノレン酸もEPA、DHAと同様、体内で合成できない必須脂肪酸のひとつです。α-リノレン酸を含む代表的な油として、**アマニ油、えごま油**などが挙げられます。

オメガ3脂肪酸の特徴は、酸化しやすく、熱に弱いこと。**熱が加わると効果がなくなる**ので、加熱調理には向きません。上記の油をそのままスプーンで口にしてもいいですし、

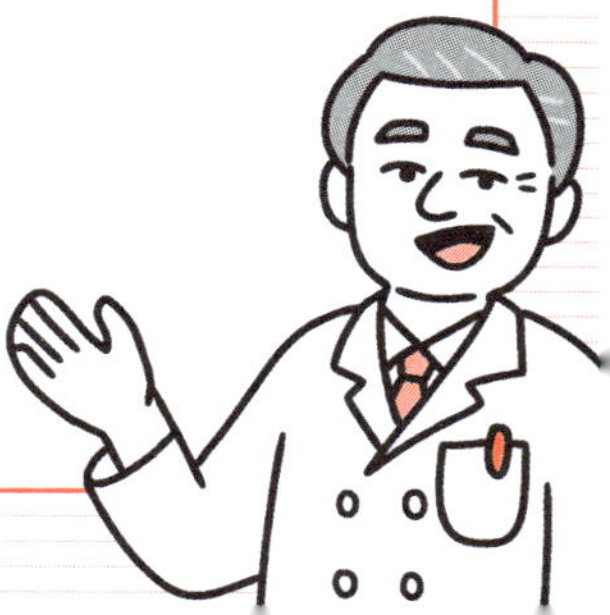

油の種類

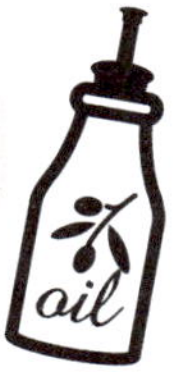

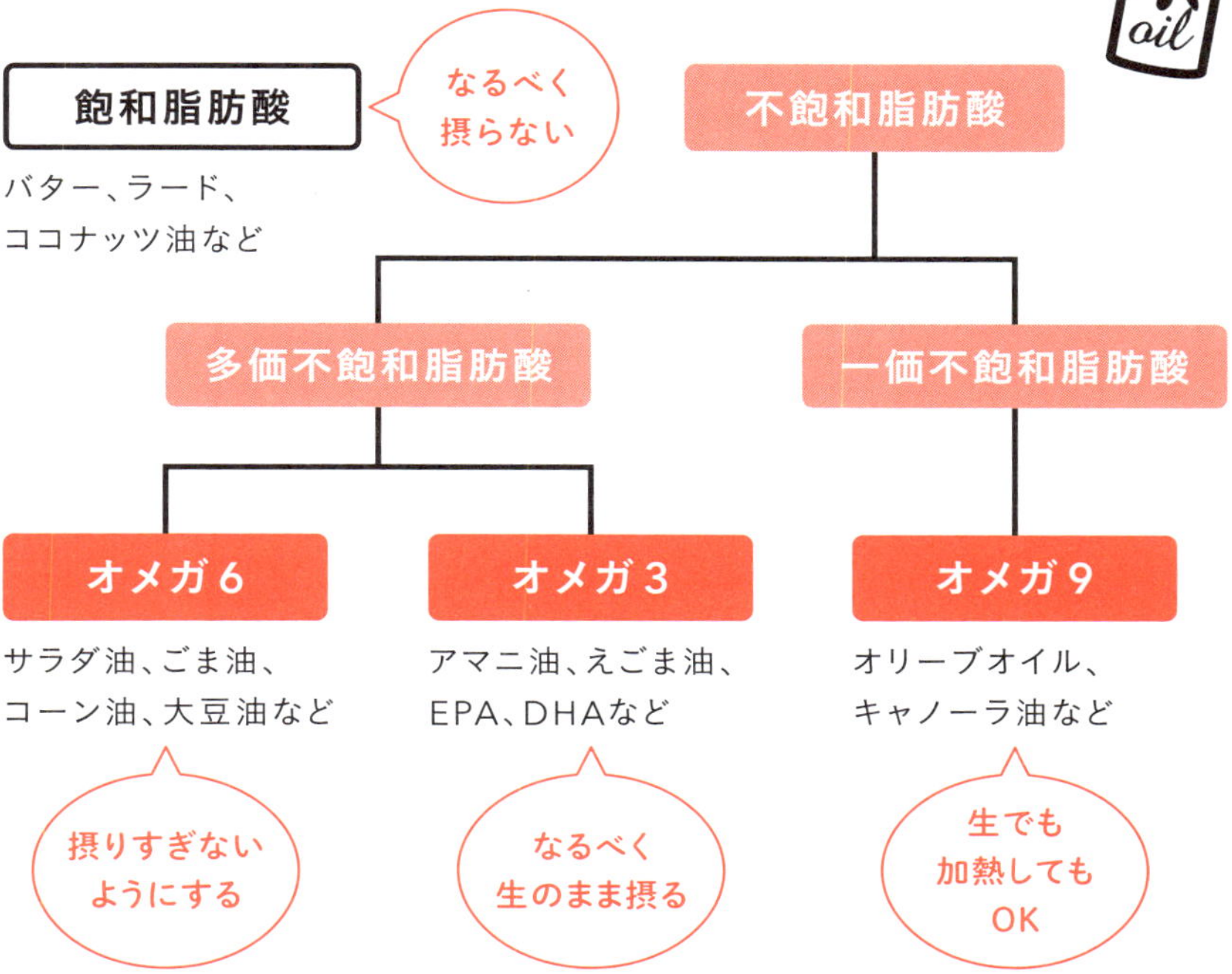

あるいはサラダ、冷製スープ、ヨーグルトなどにかけて摂取するといいでしょう。

ほかでは、オメガ9脂肪酸のオレイン酸を多く含む、オリーブオイルもおすすめできます。オレイン酸にはコレステロール値を改善する作用があり、**酸化しにくく熱に強い点が特徴**。オリーブオイルは、料理の際に万能選手として使うことができるのです。

さらに、食後血糖値の上昇を示すGI値が高い食品にオリーブオイルを加えると、食後血糖値を低く抑えられることを示す研究もあります。たとえばパンを食べる場合、体に有害なトランス脂肪酸を含むマーガリンではなく、オリーブオイルをつけたほうが、はるかにいいということです。料理をするとき、とりわけ加熱調理をする際は、オリーブオイルを積極利用することを心がけましょう。

白いものほど太りやすい!?
炭水化物は白よりも「茶か黒」

やせるため、太らないためには、炭水化物をできるだけセーブすることが必要不可欠です。ダイエットにいいとされる食品をたくさん摂取しても、適度に運動をしても、炭水化物をメインにお腹を満たしていたら、すべての努力が台無しになってしまいます。

とはいえ、我慢を重ねすぎると確実にストレスが溜まるので、それも健全とはいえません。ストレス過多により過食をまねいたら、まさに本末転倒といえるでしょう。そこで、最悪の事態に陥らないための折衷案を提案します。それは「**白ではなく、茶か黒の炭水化物を食べる**」です。

具体的にいうと、ごはんなら精製された白米ではなく、精製前の玄米や五分づき米、もしくは雑穀米、五穀米、胚芽米など。パンやパスタなら精製された小麦粉を使った白いパンやパスタではなく、ライ麦パンや全粒粉パン、全粒粉パスタなど。そばなら実を製粉して最初に出てくる一番粉を使った真っ白な更科そばではなく、そば殻のまま製粉したそば粉でつくる色が黒めの田舎そば、といった具合です。

総じていえるのは、白い炭水化物よりも、茶か黒の炭水化物のほうが、食物繊維、ビタミンB_1、マグネシウムなどの栄養素を多く含むうえに、**糖質やGI値がわずかながら低いこと**です。「どうしても」というときは、茶か黒の炭水化物を食べるようにしましょう。

GI値の低い食品を選ぶ

GI（グライセミック・インデックス）値とは、100を基準として、血糖値の上がりやすさを示した数値です。たとえば白米と玄米では糖質はほぼ同じでも、GI値に差があります。茶か黒の炭水化物ほど、GI値が低くなっています。

■主な炭水化物のGI値

炭水化物	GI値
食パン	89
うどん	85
精白米	76
全粒粉パン	69
玄米	62

炭水化物	GI値
そば	59
ビーフン	58
オートミール	54
ライ麦パン	51
春雨	39

（出典：オーストラリア・シドニー大学の研究グループがまとめたデータより）

たとえば…

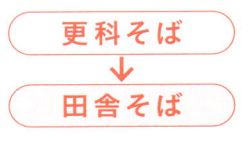

白米
↓
玄米

食パン
↓
ライ麦パン

更科そば
↓
田舎そば

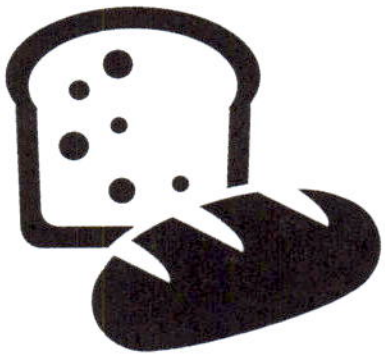

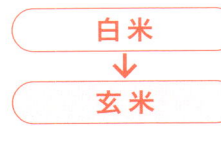

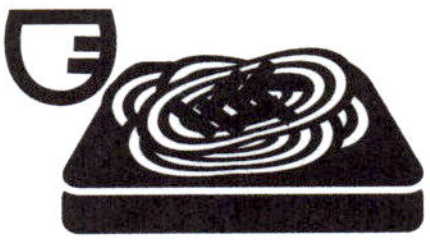

Check!

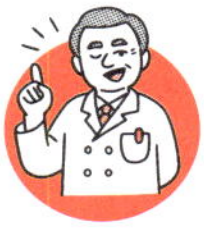

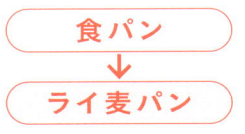

茶か黒ならGI値が低いといっても、多めに食べてよいというわけではありません。炭水化物は控えめにするのが基本です。

食べすぎや塩分過多を防ぐために
なるべく「だし」のうまみを活用する

本項では、おもに和食をつくる際にとる「だし」の有用性について解説していきます。だし自体に脂肪燃焼効果はありません。しかし、さまざまな面から間接的にダイエットを後押しする存在になってくれるのです。

だしの効いた料理は、シンプルに美味しいですし、だしの有無によって感じるうまみが大きく変わってきます。おのずと、その豊かな風味をゆっくり楽しみながら食事をしたくなるでしょう。それが、**咀嚼回数を増やすことにつながります**。咀嚼回収の多い食事が血糖値の上昇抑制に寄与することは、P52で再三強調したとおりです。

だしの風味を感じると心がやわらぎ、リラックスできることもメリットのひとつに挙げられます。イライラやストレスが解消され、その結果得られる満足感が食欲をある程度抑えてくれるからです。気持ちが満たされることによって、食べすぎを防げるでしょう。

さらに、料理にだしを効かせると、**使用する塩分をセーブすることができます**。塩によって、味を濃くする必要がなくなるからです。塩分過多のおかずを口にすると、白いごはんを欲することになり、それが糖質の過剰摂取をまねきます。もちろん、肥満だけでなく高血圧にも直結するので、できるだけ塩分を控え、だしをとるようにしましょう。かつお節や昆布でだしをとるのが面倒な場合は、だしパックを使っても構いません。

「だし」を使って塩分を減らす

だしによって、健康効果に違いがあります。かつお節と昆布の合わせだしにするのもおすすめです。

かつお節

かつお節のだしは、体内に入るとヒスタミンに変化します。この成分には食欲を抑えて、脂肪燃焼を促す効果が期待できます。

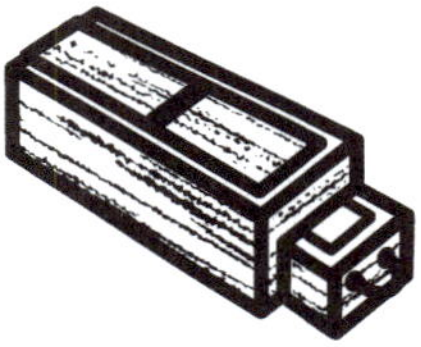

昆布

糖の吸収を緩やかにする効果があります。ほかのだしと組み合わせると、うま味が倍増します。

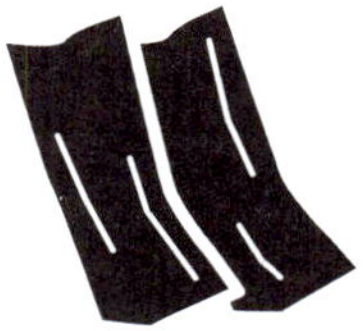

干ししいたけ

うまみ成分のグアニル酸が、血液をサラサラにします。高血圧や脂質異常症に効果があります。

Check!

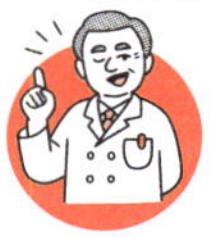

日本の食文化「うまみ」をダイエットに活用しましょう。ただし、顆粒のだしの素には塩分が含まれているので、使いすぎには注意しましょう。

低糖質・高たんぱくの食品をチョイス

小腹が空いたらコンビニを活用する

朝昼晩、1日3回の食事を規則的に摂ることの重要性はすでに述べました。また、高カカオチョコレートを3食の前と、午前と午後のおやつの2回、合計5回に分けて食べることも推奨しました。それに関連し、ここではおやつ(間食)について考えていきます。

まず、おやつにはメリット、デメリットの両面があります。先にデメリットに言及すると、いちばん問題なのは**糖質の過剰摂取の可能性を高めること**です。1日の糖質の適正摂取量は、男性250g、女性200g。これを大幅にオーバーすると、肥満が進みます。逆にいうと、これ以下に抑えないと、やせることはままなりません。1日3食のほかにおやつ、とくに甘いお菓子を食べると、あっというまにリミットを超えてしまいます。

一方、メリットとして挙げられる点は、**極端な空腹状態になるのを防ぐこと**です。お腹がペコペコの状態で食事をすると、血糖値の急上昇をまねきます。よって、糖質の低いおやつを少量食べてお腹を満たしておくことは、意外にもダイエットに好影響を及ぼすのです。

推奨できるのは、**低糖質、高たんぱくの食品**で、コンビニに行けば手軽に購入できます。サラダチキンバーやカニカマ、ちくわ、高たんぱくヨーグルト、ミックスナッツ、ホットスナックコーナーの焼き鳥や揚げ鶏などが理想的です。甘いお菓子なら、思いのほか糖質量の少ないシュークリームがいいかもしれません。

コンビニで売っている低糖質・高たんぱく食品

近年、低糖質で高たんぱくな商品が増えています。おやつとしてだけでなく、お酒のつまみとしても安心して楽しめます。

サラダチキン

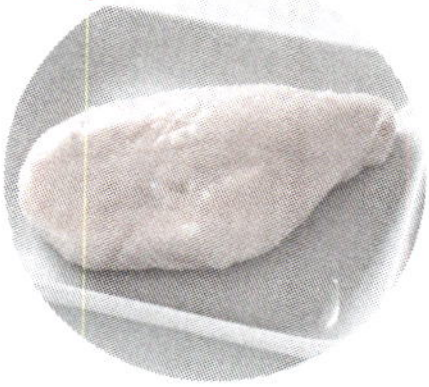

カニカマ

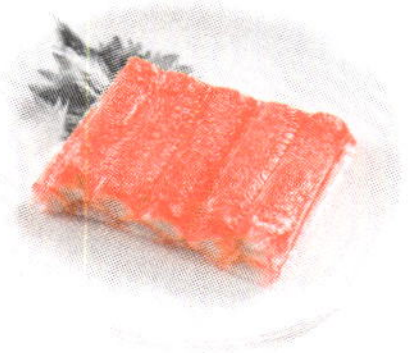

高たんぱくヨーグルト

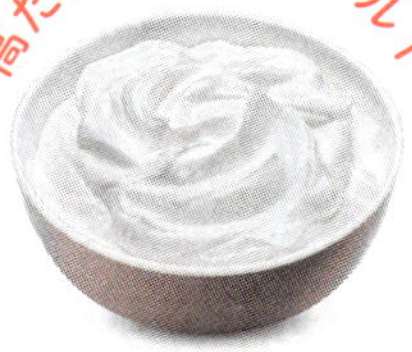

ミックスナッツ

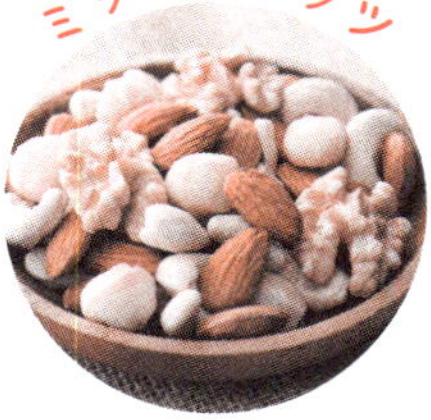

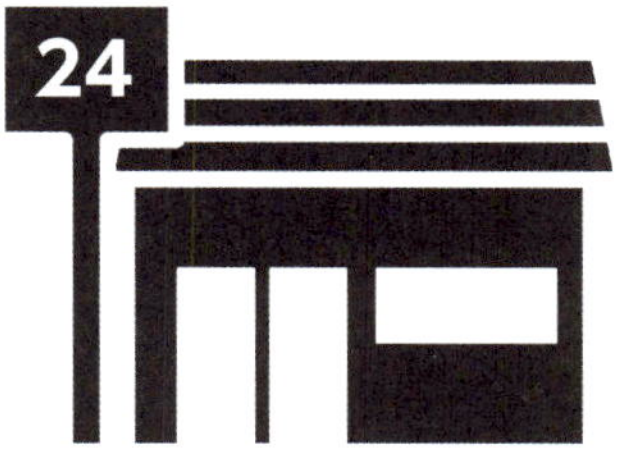

焼き鳥（塩）

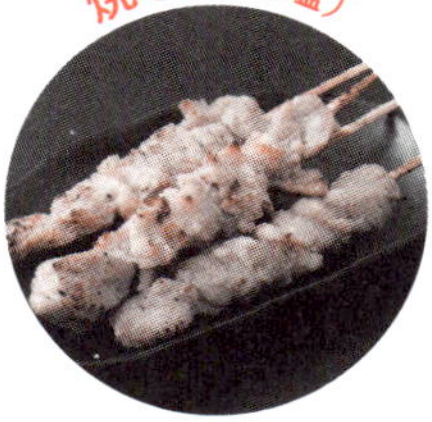

豆腐サラダ

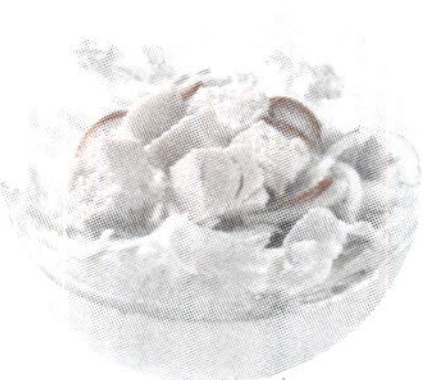

砂肝焼き

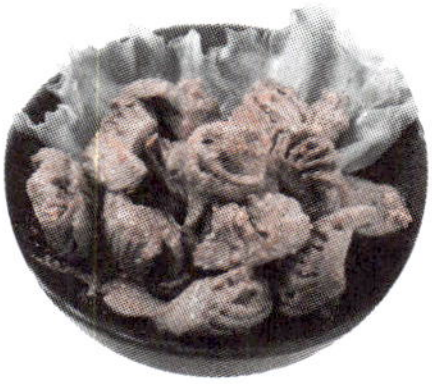

焼きイカ

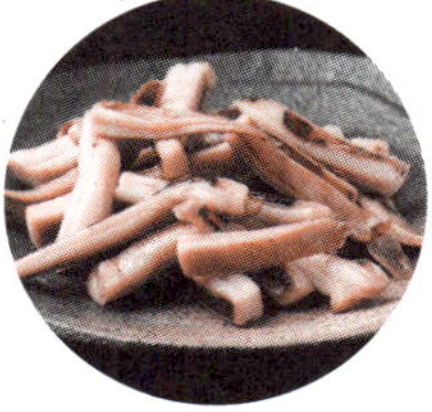

Check!

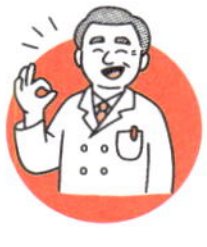

低糖質だとしても、お菓子はたまに食べる程度にしましょう。コンビニの高たんぱく商品を、間食として有効活用してください。

中毒性からつい食べすぎてしまうものも…
なるべく避けたい危険な飲料・食品

「健康をサポートしてくれそうで、食べても（飲んでも）太るイメージはない。だけど、じつは想像以上に糖質が多く、ダイエットには向かない」

世の中には、そんな飲料や食品があふれ返っています。代表的なものをいくつか紹介していきましょう。

まずは市販のフルーツジュースや野菜ジュースです。ビタミンや食物繊維を多く含むことを売りにしている商品は多いですが、そのほとんどは自然なジュースに糖分が加えられています。飲むと、**むしろ健康を損なう可能性のほうが高い**のです。フルーツの割合が多めなスムージーも、必要以上に果糖を摂ってしまうことになるので注意しましょう。

スポーツドリンク、エナジードリンク、乳酸菌飲料も、「飲めば元気になれる」というイメージに騙されないようにしてください。砂糖より安価で飲み口のいい果糖ブドウ糖液糖や、**砂糖の数百倍の甘さがある人工甘味料**が、もれなく含まれています。これらを飲み続けると、肥満に向けて一直線になってしまいます。

食品ではＰ73でも取り上げたトランス脂肪酸を含んだ食品、菓子パン、ソーセージやハムなどの加工品も避けたいところです。また、たれやあんのかかったメニュー、フライドポテトやポテトチップスなど「ポテト」とつくものは総じて危険。糖質が高いのに、そのおいしさから中毒性があるのが問題です。

「隠れ糖質」に注意

野菜ジュースだけでなく、意外と糖質の高い食品は多々あります。我慢する必要はありませんが、食べすぎないようにしましょう。

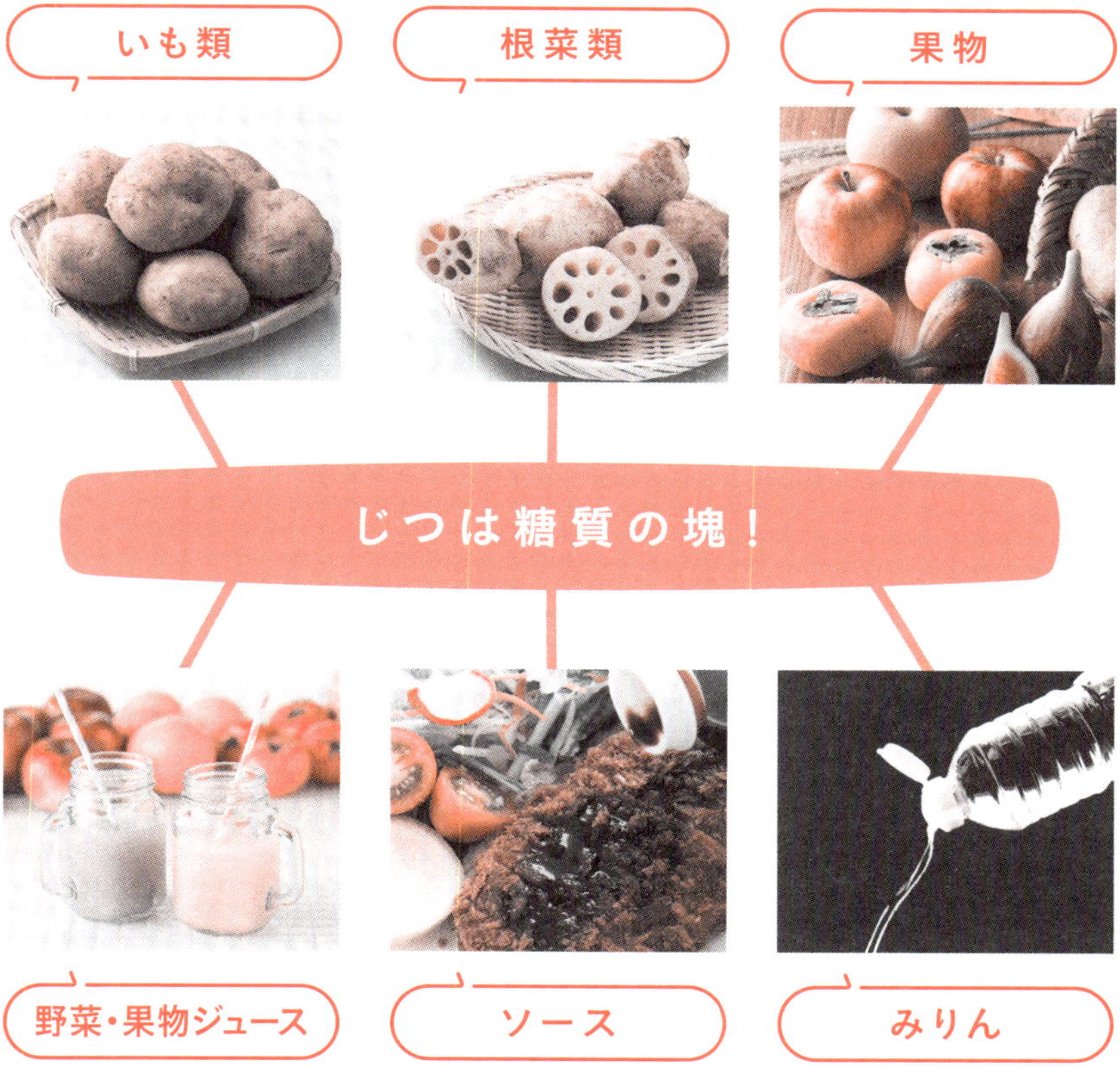
いも類
根菜類
果物
じつは糖質の塊！
野菜・果物ジュース
ソース
みりん

Check!

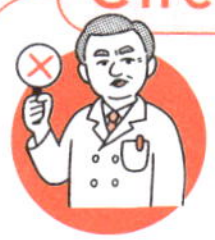

「たまに食べる程度」「食べるときは少量」を心がければ、完全に断たなくても大丈夫です。

購入前にまずはラベルを確認
栄養成分表示をチェックする

効率よく計画的にダイエットを成功させるためには、食品に含まれる糖質量を把握することが欠かせません。買い物をする際は、商品のパッケージに印字されている**栄養成分表示を必ずチェックするようにしましょう。**

糖質とは、炭水化物から食物繊維を抜いたものの総称です。たいていは、炭水化物のグラム数が表示され、糖質と食物繊維の内訳が記載されています。食物繊維の含有率はほんのわずかなので、炭水化物のみが表示されている場合は、イコール糖質と考えてOKです。1日の適正摂取量である**男性250g、**

栄養成分表示の見方

栄養成分表示（1食当たり）……①		
エネルギー	264kcal	
たんぱく質	11.5g	
脂質	8.3g	
炭水化物	20.2g	……②
ー糖質	18.4g	
ー食物繊維	1.8g	
食塩相当量	1.6g	……③

① 単位は100g、100mL、1食分、1包装、その他1単位のいずれか

② 炭水化物から食物繊維を引いた量が糖質量です。食物繊維の表記がない場合、炭水化物量でおおよその糖質量がわかります

③ ナトリウムは食塩相当量に換算して表示します

品名：焼き菓子
原材料名：小麦粉、砂糖、クリーム（乳製品）、バター、食塩、パン酵母、小麦たんぱく（一部に乳成分・小麦・大豆を含む）

使われている原材料が多い順に表記されています。この場合、小麦粉がいちばん多く含まれています

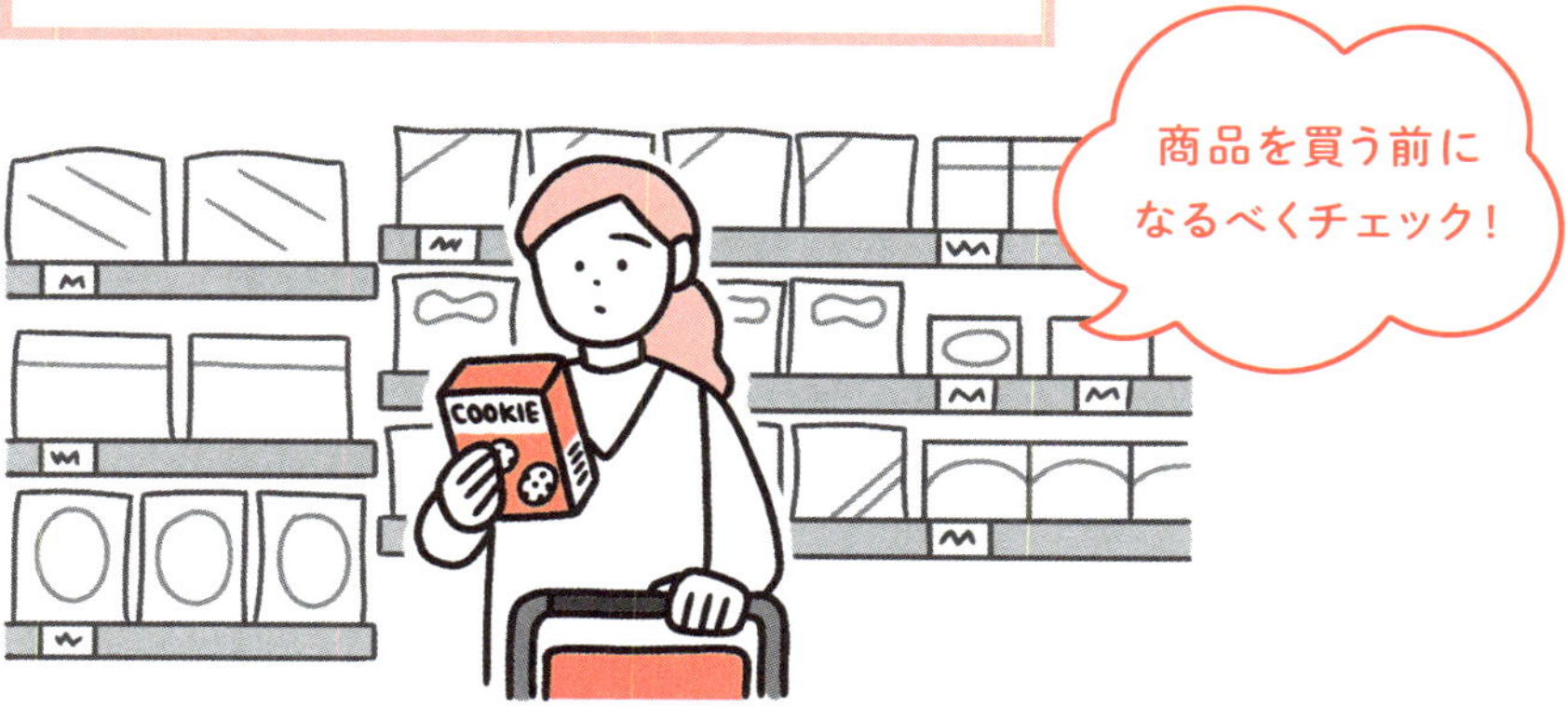
商品を買う前に
なるべくチェック！
COOKIE

女性200gをつねに頭の片隅に置いておき、これをオーバーしないようにコントロールしながら食事に臨みましょう。

自炊や外食の場合、トータルの糖質量を正確に把握することは難しいですが、インターネットで検索すれば、食材ごと、食品ごと、料理ごとの100gあたり、もしくは1食あたりの平均的な糖質量をすぐに調べることができます。たとえば、ラーメン一杯なら60g台、カレー1皿なら80g台、6枚切りの食パン1枚なら25g前後、ごはんお茶碗1杯なら50g台、唐揚げ1個なら3～4g程度というように、好物やよく食べるものの目安を記憶しておくといいでしょう。また、大手外食チェーンなどでは、メニューごとの栄養成分表示を公式サイトにて公開しているケースが多いです。こちらも有効活用してください。

Column

外食での太らない食べ方〈ファミレス編〉

ファミレスで食事をする際、麺類や丼物など、**単品で1食が完結するメニューはなるべく避けましょう。**そもそも糖質が高いうえに、炭水化物を最初に口にしてしまいやすく、なおかつ早食いになりがちです。低糖質、カーボラスト、ゆっくりとした食事とは真逆になり、食後血糖値の上昇を食い止めることができません。最低限、サラダや小鉢などのサイドメニューも注文し、そちらから食べるようにしましょう。

　定食やセットの場合はごはんを少なめにして、先に主菜や副菜をよく噛んで食べ、汁物を挟み、最後にごはんに箸を伸ばすようにしてください。そして、ドリンクバーでのジュースのおかわりは厳禁です。

単品ではなく定食を頼むようにする

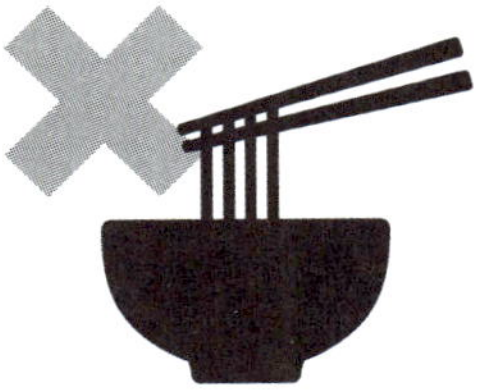

サラダなど食物繊維が摂れるものを注文する

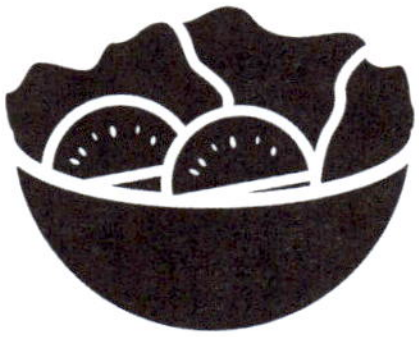

カーボラストを実践する

ドリンクバーはお茶やコーヒーを選ぶ

第4章

お酒を飲んでもOK！太らない飲み方

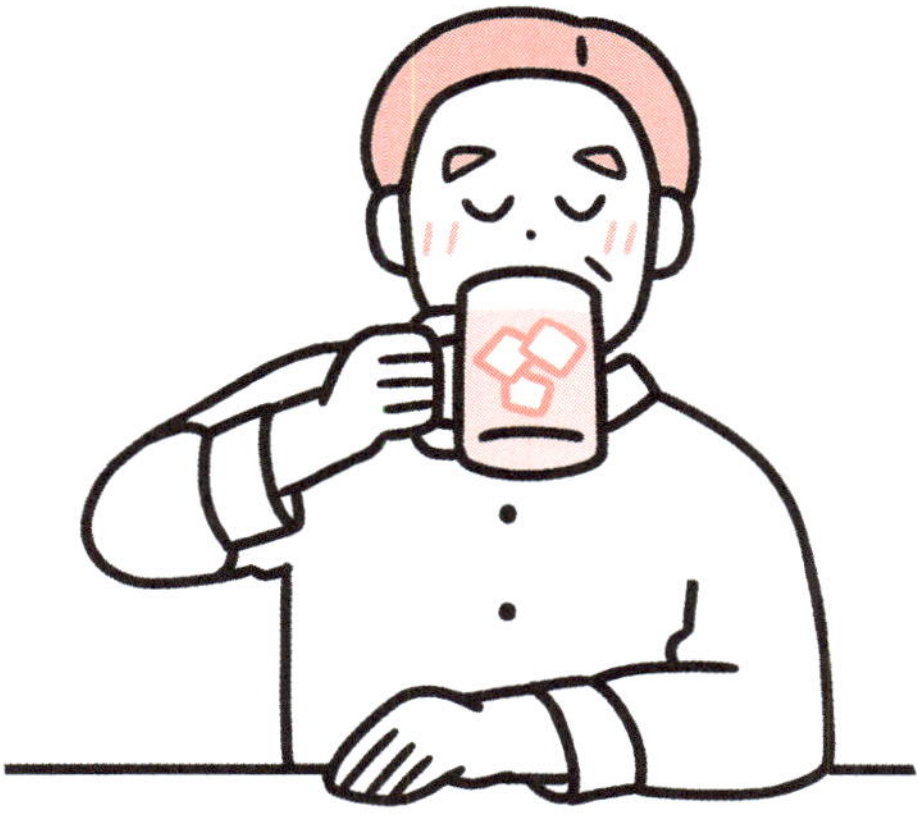

ダイエット中だからといって、お酒をやめる必要はありません。いくつかのルールを守れば、ダイエットのサポートにもなります。今日から体によい飲酒習慣に切り替えましょう。

飲みすぎなければ寿命が延びる!?
適量のお酒で肝臓が活性化する!

お酒は肥満、脂肪肝、糖尿病の原因のひとつになりますが、適量であれば毎日飲んでも構いません。むしろ、適量を飲むことによって肝臓が活性化し、内臓脂肪が減っていきます。肝臓がアルコールを分解する際、体内に蓄積された糖をエネルギーとして消費するからです。

アメリカの研究機関が行った調査により、**適量の飲酒習慣のある人は死亡率が下がる**ことがわかりました。健康的なお酒をまったく飲まない人と、毎日適量のお酒を飲む人の10年後の死亡状況を比較したところ、なんと後者のほうが死亡率は低かったのです。健康を語るうえでどうしてもお酒は敵にされがちですが、じつは長寿の味方になり得るのです。ストレス解消やリラックス効果もあるので、おしなべて悪者扱いするのは、いささか乱暴といえるでしょう。

お酒を飲む際に重要なのは、適量をどのように判断するかです。アルコールに対する耐性は個人差があるので、ここでは一般的な目安をお伝えします。

飲酒量は、「アルコール度数(%)×量(mL)×0.8÷100」という計算式で純アルコール量(g)を算出することによって管理することができます。たとえばアルコール度数6%の缶チューハイ350mLの場合は、6×350×0.8÷100=16.8gと計算できるということです。**男性の場合、1日の適量は純アルコール量40g。女性は20gです。**

1日のお酒の適量を知ろう

アルコール20〜40ｇまでであれば、休肝日をつくる必要はありません。男性のお酒の適量（アルコール40ｇ）は以下の通りです。

ビール

中びん2本
（約1000mL）

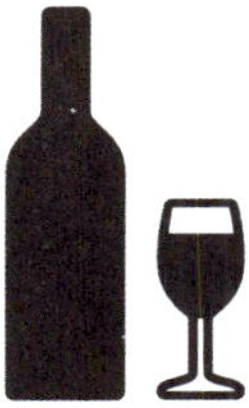

ワイン

グラス3杯
（約360mL）

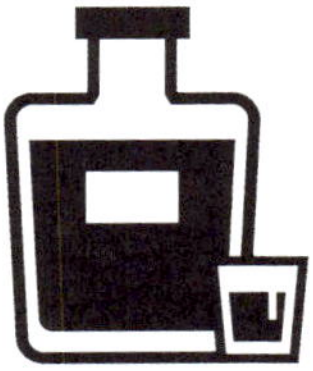

ウイスキー

ダブル2杯
（約120mL）

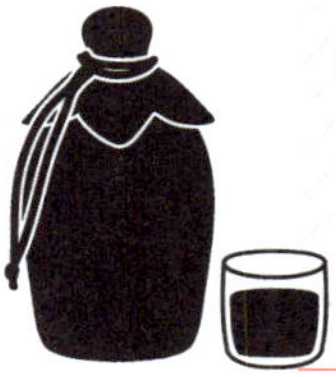

焼酎（25度）

グラス1杯
（約200mL）

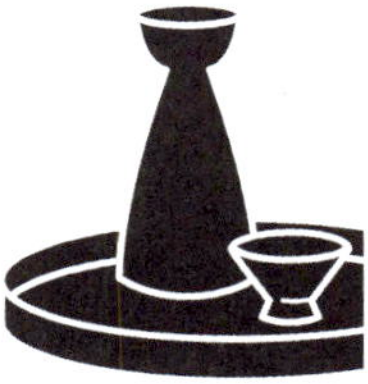

日本酒

2合
（約360mL）

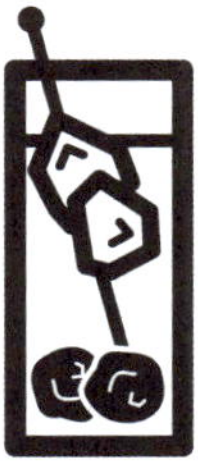

チューハイ

2缶
（約700mL）

Check!

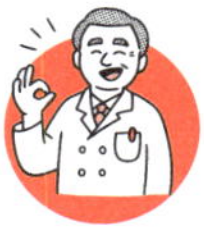

無理に休肝日をつくる必要はありません。ただ、適量を超える日がある場合は、休肝日を設けるようにしましょう。

Topics

おすすめは太りにくい「蒸留酒」

蒸留酒を割って飲む

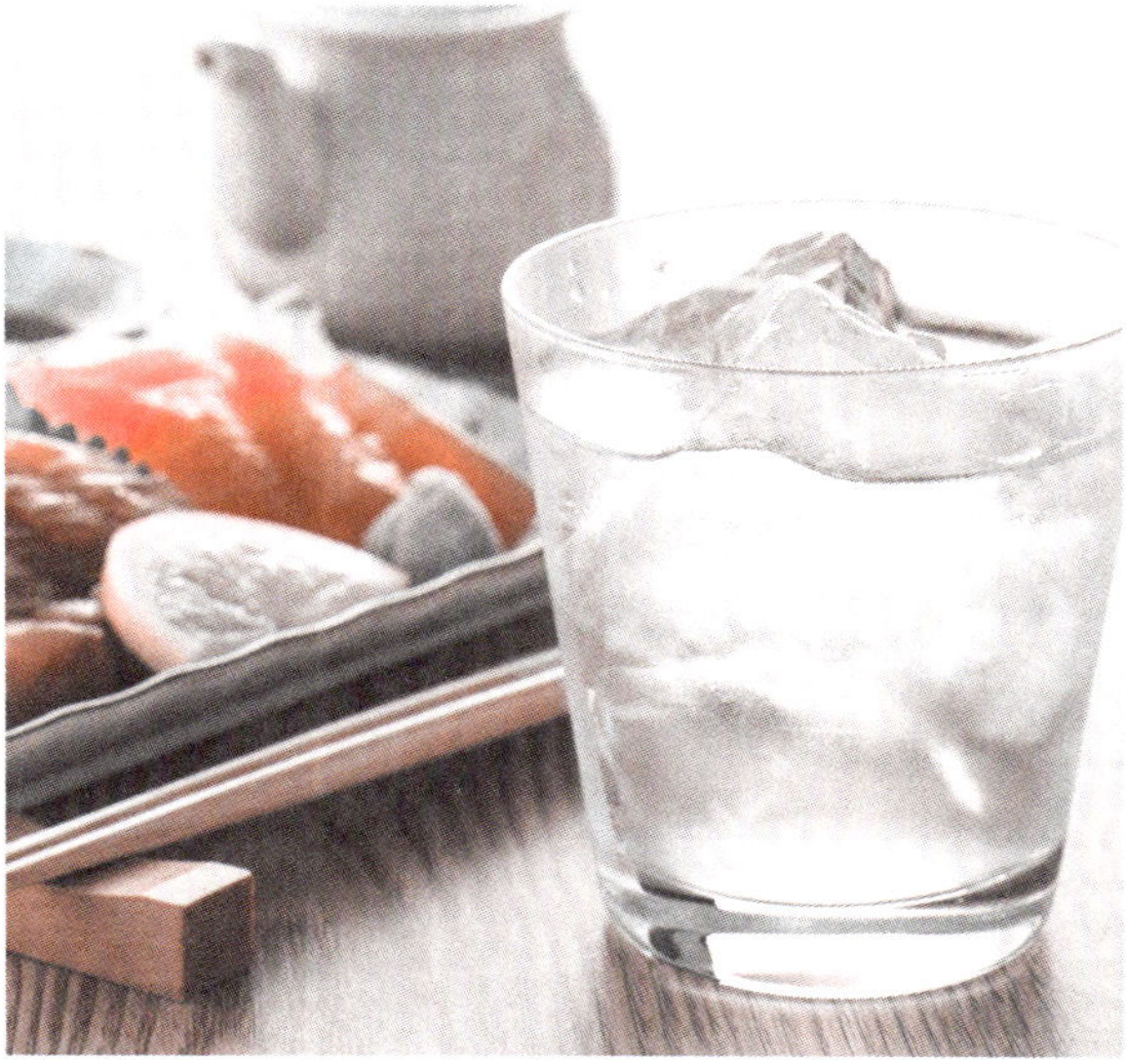

蒸留酒はアルコール度数が高いため、水やお湯などで割って飲むと消化器への負担が減ります。

本題から逸れるので詳細な製造メカニズムの解説は割愛しますが、お酒は「蒸留酒」「醸造酒」「混成酒」の3種類に大別でき、それぞれ原料や特徴が異なります。ダイエットに対する向き不向きもあるので、アルコールの適量さえ守ればなんでもいいというわけではありません。お酒をたしなむ場合は、**できるだけ太りにくいものを選択するに限ります。**

もっともダイエットに向くのは原料を発酵させ、さらに蒸留して製造する蒸留酒です。**焼酎、泡盛、ウイスキー、ブランデー、ウオッカ、テキーラ**などがこれに該当します。

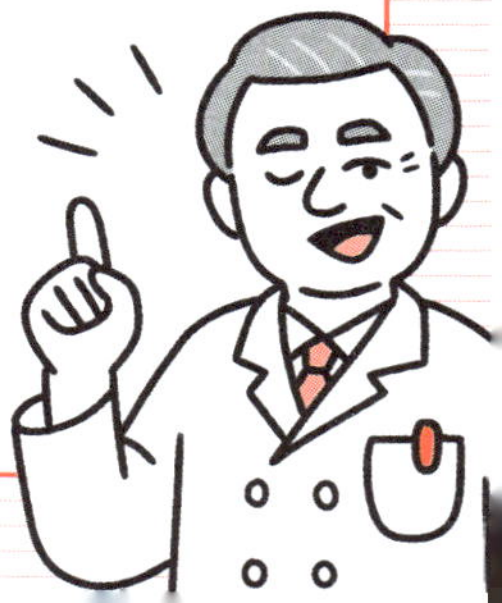

水をチェイサーにする

お酒を飲むとき、同量の水を飲むと飲酒による脱水を防ぐことができます。飲みすぎ、悪酔い、二日酔い、食べすぎを防ぐ効果も期待できます。

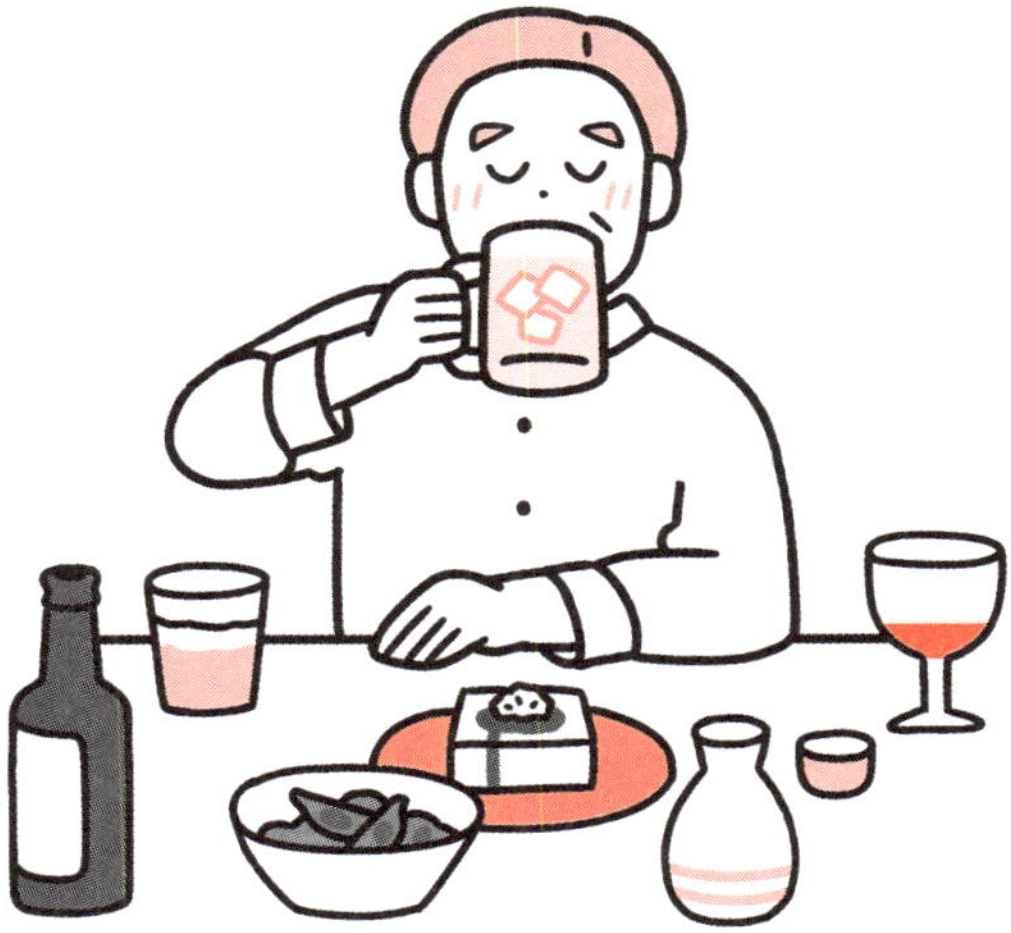

蒸留酒の糖質はゼロ。醸造酒に比べてアルコール度数が高いため、グイグイと飲むわけにはいきませんが、水や炭酸、無糖のお茶で割ればアルコールの過剰摂取を防ぐことができます。まさに、太らないお酒の代名詞的存在といっていいでしょう。

次項で詳述するように、醸造酒や混成酒は基本的に推奨できませんが、なかにはダイエットの足かせにならない例外もあります。それは、「糖質ゼロ」を掲げているビール類や缶チューハイです。文字どおり、糖質が含まれていないため、適量であれば、飲んでも血糖値の急上昇をまねくことはありません。「糖質ゼロのお酒は物足りない」という声を聞くこともありますが、好みの差もあります。とくに味わいに不満がなければ、積極的に活用してみてはいかがでしょうか。

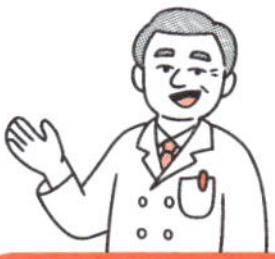

ポイント

ビールを控えて、ハイボールやホッピーなどを飲むのがおすすめです。ベースがウイスキーや焼酎なので、太りにくいアルコールといえます。

梅酒やリキュールは糖質が高め
太りやすいお酒の見分け方

前項からの続きで、今度はダイエットに向かないお酒、太りやすいお酒に言及していきます。まず、太らないお酒の代名詞的存在として紹介した蒸留酒ですが、それはあくまで水、炭酸、無糖のお茶で割るのが前提の話。ジュースやコーラで割ったら意味がありません。たちまち、太りやすいお酒に変身してしまいます。

次いで取り上げたいのが、原料となる穀物や果実を酵母によって発酵させて製造する醸造酒です。ビール、日本酒、ワイン、紹興酒などがこれに該当します。原料に由来する成分を含むため、糖質が高めになるのが特徴。100mLあたりの糖質量は、**多いほうから順に、紹興酒、日本酒、ビール、ワイン**という並びになります。醸造酒は何かで割らずにそのまま飲まれるケースが多いので、太りやすいのはこの順番とお考えください。

ただし、ワインは醸造酒のなかでも糖質量が少なめなうえ、赤ワインには脂肪の吸収や蓄積を抑える作用のあるポリフェノールを豊富に含むので、醸造酒だからといって毛嫌いする必要はないでしょう。

ここで要注意なのが、**蒸留酒、醸造酒に糖分、香料、果実などを加えて製造する混成酒**です。梅酒、リキュール、缶チューハイなどがこれに該当します。基本的に糖質はかなり高め。梅酒やリキュールを水や炭酸で割っても糖質が消えるわけではないので、飲みすぎにはじゅうぶんに注意してください。

少量で心地良く酔える方法

「少量だと酔えないから楽しくない」という方もいます。そこでおすすめしたいのが、お湯割りや熱燗にして、温かいお酒を飲むことです。温度が高いと体に吸収されやすいので、すぐに酔うことができます。また、炭酸割りは炭酸の効果で血管が広がり、アルコールが早めに脳へと回ります。

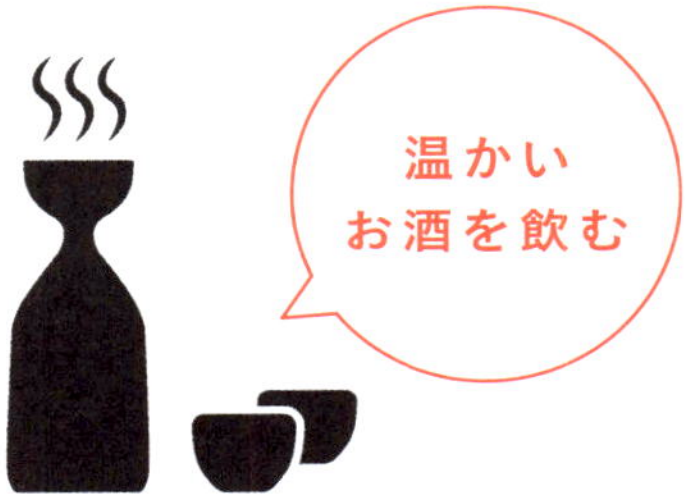

ストロング系に要注意

いくら糖質が低めでも、アルコール度数9％などのいわゆる「ストロング系」の缶チューハイは避けてください。口あたりがよく、グイグイ飲めるため、アルコールの過剰摂取につながります。

Check!

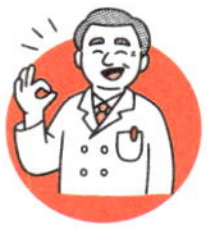

ワインを飲むなら白よりも赤がおすすめです。赤ワインはポリフェノールを豊富に含んでいるので、適量を守れば健康的なお酒といえます。

ややこしいお酒の種類を把握する
「糖質オフ」「糖類ゼロ」でも太る？

みなさんは、おもに缶チューハイに表示されている「糖質ゼロ」「糖質オフ」「糖類ゼロ」の違いを明確に説明できるでしょうか。表現は似ていますが、意味する内容はまったく異なります。それを正しく理解しないと、お酒と上手に付き合うことはできません。

糖質ゼロは、字面どおり糖質が含まれないので、太る心配をせずに飲むことができます。ただし、食品表示法では100mLあたりの含有量が0・5g未満であれば「ゼロ」と表示することが可能です。ゆえに**完全にゼロではないケースがある**ことも知っておきましょう。

糖質オフは、全部ではなく、糖質の一部が低減されていることを意味します。たいてい「○%オフ」というように、パーセンテージをともなって表示されます。つまり、**少なくなってはいるものの、しっかり糖質は含まれている**ということ。決して油断はできません。

そして、何よりややこしいのが糖類ゼロです。糖類とは、糖質の一部である単糖類と二糖類をまとめた表現で、少糖類や多糖類など、それ以外の糖質は含みません。要するに糖類ゼロとは、「単糖類と二糖類以外の糖質を含んでいる」ことを暗に示している表現とも解釈できるのです。実際に、糖類はゼロながらも、ほかの糖質で甘みづけをしている缶チューハイなどのお酒は散見されます。こちらも糖質オフ同様、糖質がゼロになっているわけではないので、気をつけなければなりません。

「糖質」「糖類」「ゼロ」「オフ」の違い

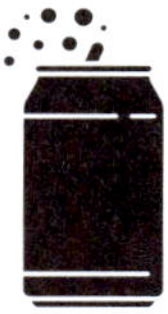

糖質ゼロ

砂糖などの糖類、デンプンなどの多糖類、キシリトールなどの糖アルコールを含まない。飲料100mLあたり0.5g未満であれば「糖質ゼロ」と表示できる。

糖質オフ

砂糖などの糖類、デンプンなどの多糖類、キシリトールなどの糖アルコールの一部が低減されている。「糖質オフ」は表示の基準が決まっていない。

糖類ゼロ

砂糖などの糖類、デンプンなどの多糖類を含まないが、甘味料が含まれていることがある。飲料100mLあたりの糖類の量が0.5g未満であれば「糖類ゼロ」と表示できる。「糖質ゼロ」ではないので注意。

Check!

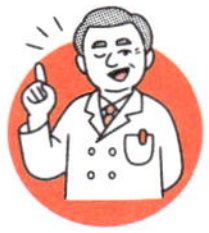

同様に、「カロリーオフ」でも完全に0kcalではないことがほとんどです。お酒の場合も、栄養成分表示をチェックするようにしましょう。

空腹で参加すると飲酒量が増えてしまう
飲み会の前に小腹を満たしておく

お酒は適量を飲むぶんにはOKですし、本書を手にしているみなさんは、節度をもってお酒と接する意識が芽生えているはず。通常の生活、とくに自宅で夕食を摂る際に、お酒を飲みすぎてしまうことはないでしょう。

しかし当然、通常ではないシチュエーションが訪れることがあります。新年会や忘年会、歓送迎会、同窓会、打ち上げといった、いわゆる「飲み会」の場です。場の雰囲気を盛り上げようとしたり、相手を楽しませようとしたり、自らも気分が高揚したりして、いつも以上にお酒を飲んでしまうこともあるのではないでしょうか。

そんなときのために、とっておきの事前対策を紹介します。結論をいうと、**すきっ腹のままお店に行かないということ**です。胃や腸に何も入っていない状態でお酒を飲むと、アルコールが一気に吸収されて、血中アルコール濃度が急上昇。肝臓に負担がかかり、二日酔いの原因になります。また、空腹状態で糖質の多いビールやおつまみを口に流し込んだら、血糖値も跳ね上がります。ダイエットには最悪の状況です。

それを回避するために、**飲み会の前には軽く何かを食べていきましょう**。消化が遅く、胃や腸に長く滞留してくれる、たんぱく質、食物繊維、油脂類を多く含むものが理想的。チーズやヨーグルトをはじめとする乳製品、サラダチキン、魚肉ソーセージ、海藻サラダ、ナッツ類などがおすすめです。

たんぱく質や食物繊維で小腹を満たす

ある程度、お腹を満たしておくことで、飲みすぎや食べすぎを防ぐことができます。以下のような食品を食べてから、飲み会に向かいましょう。

チーズ

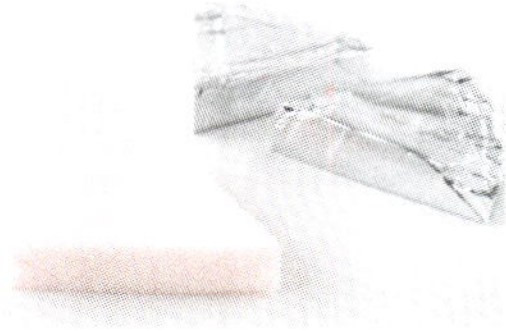

ヨーグルト

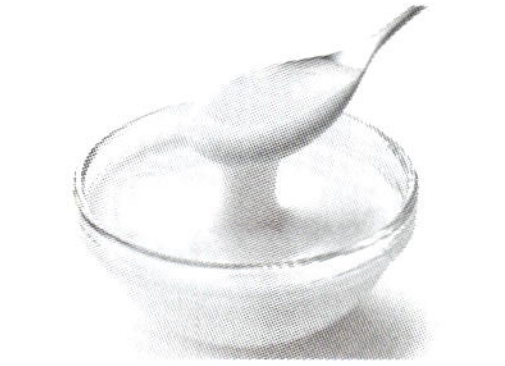

サラダチキン

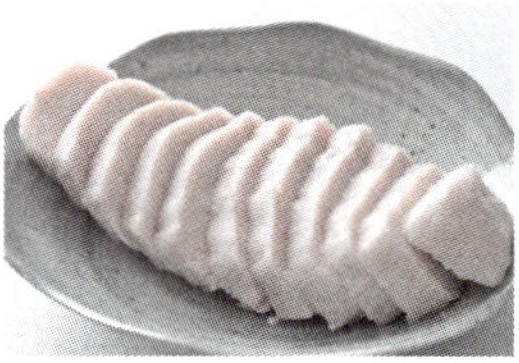

魚肉ソーセージ

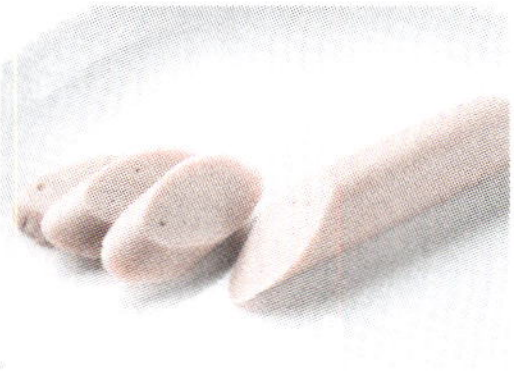

酢＋納豆

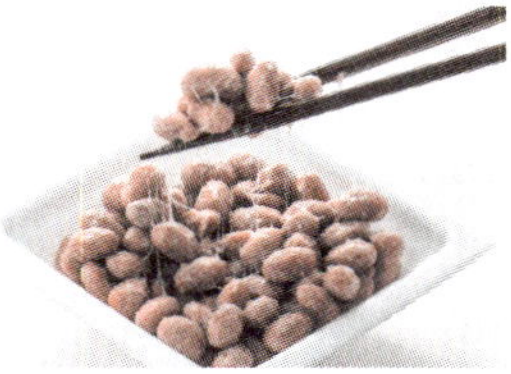

海藻サラダ

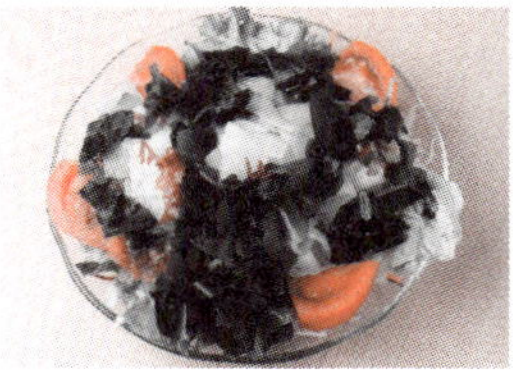

高カカオチョコレート

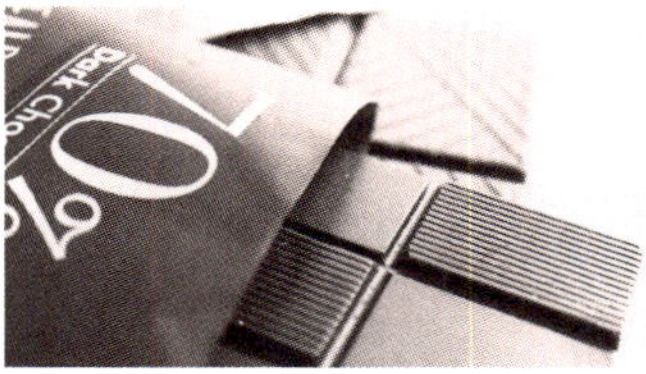

ナッツ類

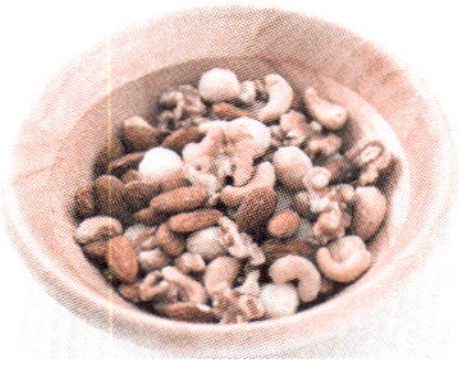

Check!

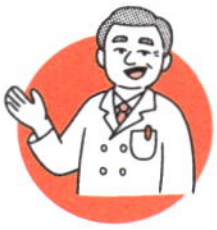

夕飯を済ませてから飲み会に参加してもよいですが、そこで食べすぎてしまう人は肥満まっしぐらです。暴飲暴食にならないようにしましょう。

食べる順番で血糖値の上昇を抑える
飲み会で選びたいおすすめメニュー

全員で乾杯をして、飲み会がスタート。となると、次は運ばれてくる料理に手を伸ばす流れになるでしょう。めいめいに1品ずつお皿が提供されるスタイルの宴会の場合、自分が食べるものをコントロールするのは難しいですが、大皿で提供される場合やアラカルトメニューを自由にオーダーする場合であれば、手をつける料理の内容や順番を自ら選択することができます。

ここで意識すべきことは、通常の食事とまったく同じです。**糖質の多い料理を避け、たんぱく質や食物繊維を多く含む料理から食べるように**（注文するように）しましょう。ただでさえ、アルコールを過剰に摂取してしまうかもしれない状況下ゆえに、食べ物による血糖値の上昇を抑えるように努めることは必須といえます。

お通しでポテトサラダやマカロニサラダが出てきたら、もちろん後回し。いきなり糖質の高いおつまみに手を出すと、プランが崩れてしまいます。お酒のアテが欲しくても、低糖質の料理が登場するのを待ちましょう。

最初に食べるのは、お刺身や焼き魚、焼き鳥や唐揚げなど、高たんぱくのおつまみ。よく噛んで食べれば適度に満腹感を得られ、食べすぎ防止にもつながります。次に食べたいのが、冷奴、枝豆などの植物性たんぱく質。豆類は食物繊維が豊富で、糖の吸収を緩やかにしてくれます。そのほか、低糖質の酢の物、チーズ、煮卵、おしんこなどもおすすめです。

飲み会での理想的な食べる順番

1 まずは動物性たんぱく質を摂る

焼き鳥（塩）
ハンバーグ
刺身
焼き魚
だし巻き玉子
オムレツ　など

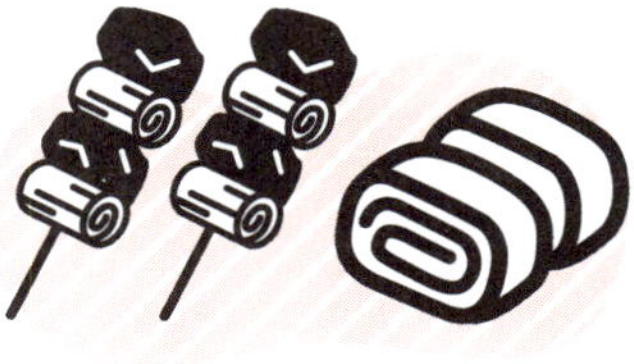

2 次に植物性たんぱく質を摂る

きのこ料理
厚揚げ
豆腐サラダ
枝豆　など

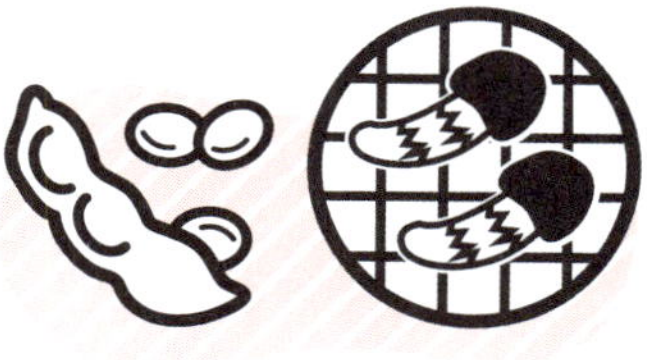

3 低糖質メニューをつまむ

チーズ
おしんこ
ナッツ類　など

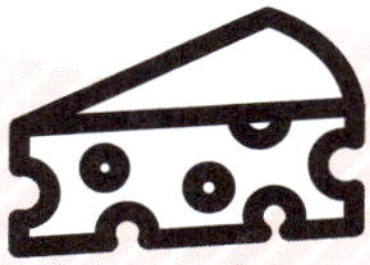

4 最後に汁物

みそ汁、スープでお腹を満たす

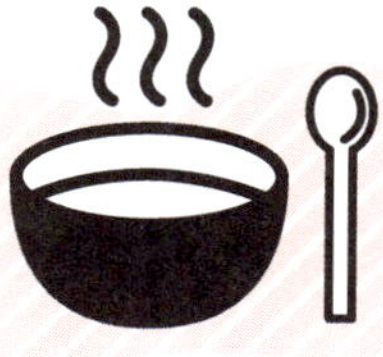

Check!

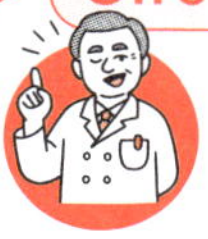

外で食べるときも、まずは動物性たんぱく質から。シメを食べたいときは、なるべく少量にしましょう。

Topics

シメのラーメンは「最悪の選択」

飲み会のときも、料理を食べる順番やスピードは通常の食事と同じ――これは間違いありません。ゆっくり、かつカーボラストが基本です。しかし、カーボラストを意識するあまり、**無理にシメの炭水化物を食べるのはやめてください**。酔っていることも相まって量をセーブできなくなり、トータルで糖質過多になることは火を見るよりも明らかです。

最悪なのはシメのラーメンです。お酒を飲むと、アルコールを分解する過程で水分や塩分が失われるため、自然と体が欲するようになるのですが、食べていいことは何ひとつあ

シメの欲求は脳の錯覚

お腹が満たされているはずなのに、ラーメンやスイーツが食べたくなる――。それは、一時的に水分や塩分が失われたことから起こる"脳の錯覚"です。貝のみそ汁等にとどめる習慣をつけましょう。

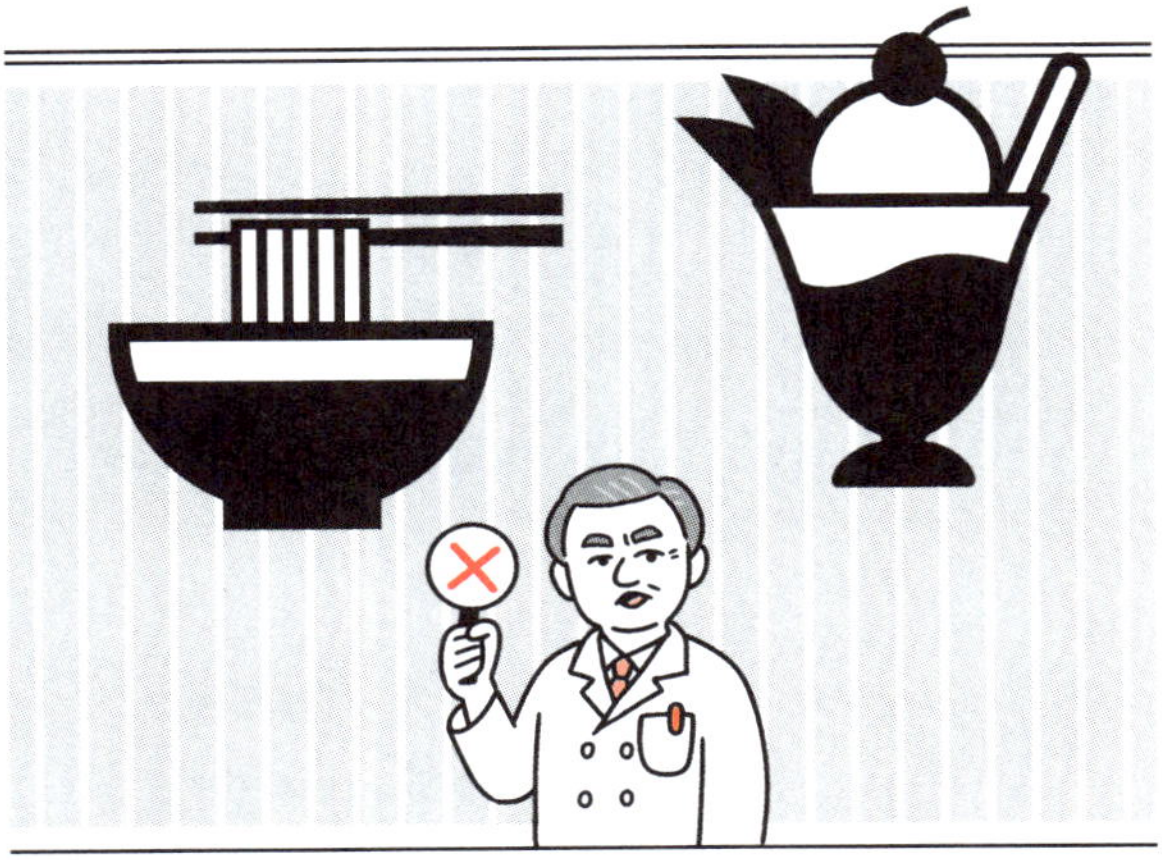

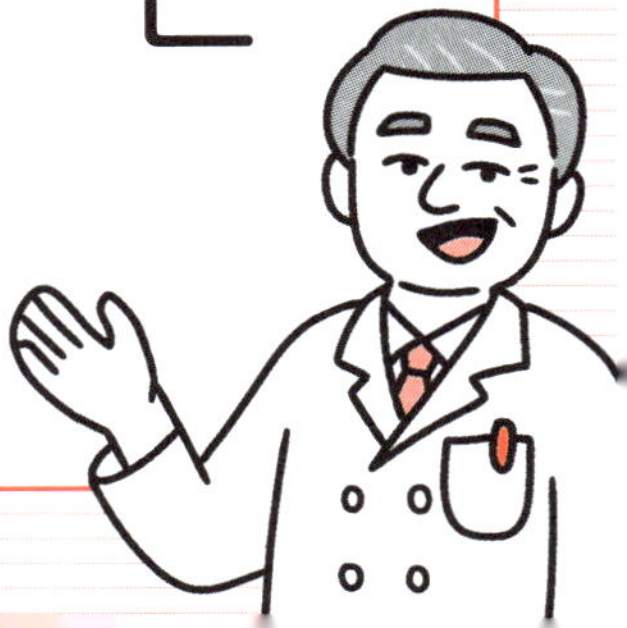

りません。麺が伸びないうちに食べようと早食いが進み、血糖値が急上昇します。さらに、糖質のかたまりともいえる中華麺を夜遅くに食べると、じゅうぶんにエネルギーが消費されずに寝ることになり、そのまま脂肪を溜め込むことになってしまいます。

上がるのは血糖値だけではありません。塩分も多く含まれるため、血圧も上昇します。就寝時は本来、肝臓も血管もリラックスモードに入れるはずなのですが、**シメのラーメンによって体が休むことができなくなる**のです。

ラーメン以外なら問題ないかといえば、もちろんそんなことはなく、うどんもそばもお茶漬けも、みんなダメです。どうしてもシメを口にしたいのなら、シジミやアサリの味噌汁にしましょう。貝類に含まれるタウリンが肝機能を高め、肝臓を癒してくれます。

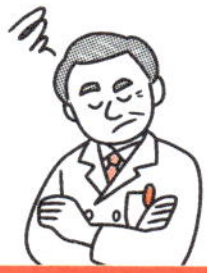

ポイント

シメのラーメンに誘われたとき、断る勇気も必要です。シメが習慣になっている人は、回数を減らしていきましょう。

タウリンはドリンクよりもみそ汁で

お酒が好きな人に向けて、タウリンを配合したドリンクが売られています。ただし、飲みやすくするため、果糖ブドウ糖液糖が入っているのでダイエットには向いていません。シジミなど、貝類のみそ汁をオーダーして、タウリンを摂るようにしましょう。

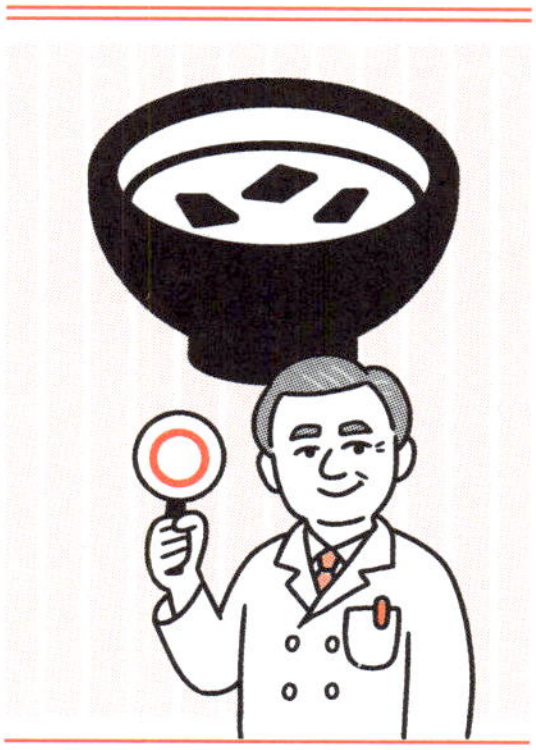

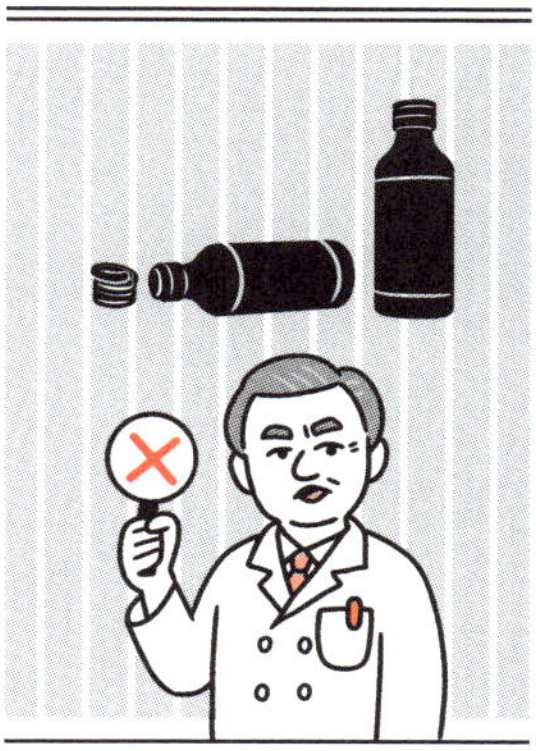

Column

外食での太らない食べ方〈酒場編〉

ポテトサラダは居酒屋メニューの定番ですが、じゃがいもに含まれる糖質は侮れないので、なるべく食べないようにしましょう。フライドポテト、肉じゃが、コロッケなども同様です。かぼちゃやトウモロコシをベースにした料理も、糖質は多めなため、避けるに越したことはありません。

マカロニやスパゲッティなど、パスタを使用したおつまみやサラダも当然NG。また、洋風居酒屋やバルでは、パンがメニューに並ぶケースもありますが、できるだけ手を出さないように。アヒージョについてくるバゲットも、おかわりしないこと。とにかく、**低糖質のメニューにこだわって注文しましょう。**

「ポテト」はなるべく控える

いも類を使ったメニューは多々ありますが、なるべく頼まないか、食べるなら少量にしましょう。

フライドポテト

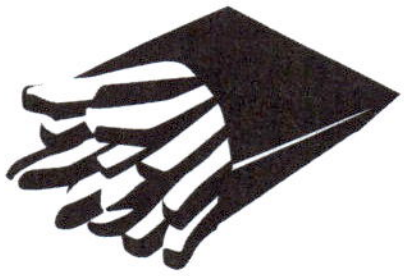

ポテトサラダ

ポテトチップス

コロッケ

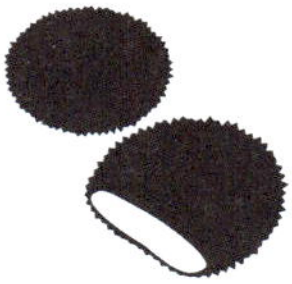

第5章

生活習慣を変えるだけでやせる名医のワザ

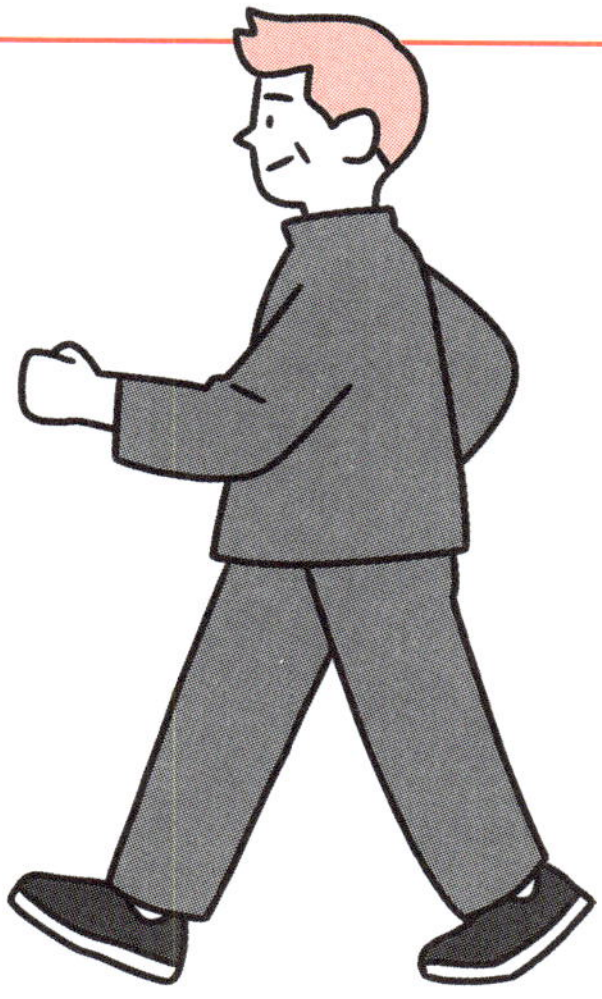

食事だけでなく、ダイエットにはちょっとした運動も不可欠です。また、入浴や睡眠、口腔ケアなども、じつは体重に大きく影響します。あなたも名医が実践している生活習慣をとり入れてみませんか？

全身の筋肉の約7割は〝下半身〟

下半身を鍛えるとやせやすくなる

この本の冒頭で、ダイエットのために激しい運動は不要と述べました。それは正しいのですが、運動をまったくやらなくてもいいということではありません。効率よくやせるためには、最低限、軽めの運動が必要になります。ゼロのままでは前に進めないので、少しずつ体を動かす習慣をつけるようにしましょう。もちろん、「ゆるーく」「適当に」で構いません。

その際に意識していただきたいのは、**下半身の筋肉を重点的に鍛える**ということです。私たち人間は、脂肪をエネルギーとして消費しながら活動しています。脳や内臓など、あらゆる場所でエネルギーを消費しますが、その消費量がもっとも多いのは筋肉なのです。

つまり、筋肉量を増やすことは、肥満解消にダイレクトにつながることを意味します。実際に、筋肉量の多い人ほど基礎代謝量に優れており、**筋肉の少ない人はやせにくい傾向にあります**。やせたければ、軽くでも構いませんので運動をして筋肉をつけましょう。

ターゲットになるのは、中性脂肪の溜まりやすい大きな筋肉。具体的には、次に挙げる4つで、全身の筋肉の約7割が集中する下半身の筋肉です。

①大腿四頭筋《だいたいしとうきん》（太ももの前側の筋肉）
②下腿三頭筋《かたいさんとうきん》（ふくらはぎの筋肉）
③大殿筋《だいでんきん》（おしりの筋肉）
④ハムストリングス（太ももの裏側の筋肉）

おうち筋トレで4つの筋肉を鍛える

P104で紹介する「スロースクワット」で、4つの筋肉を鍛えることができます。全身の筋肉は、約7割が下半身に集中しています。筋肉を鍛えることで、脂肪が燃焼しやすくなるのです。

体の後ろ側

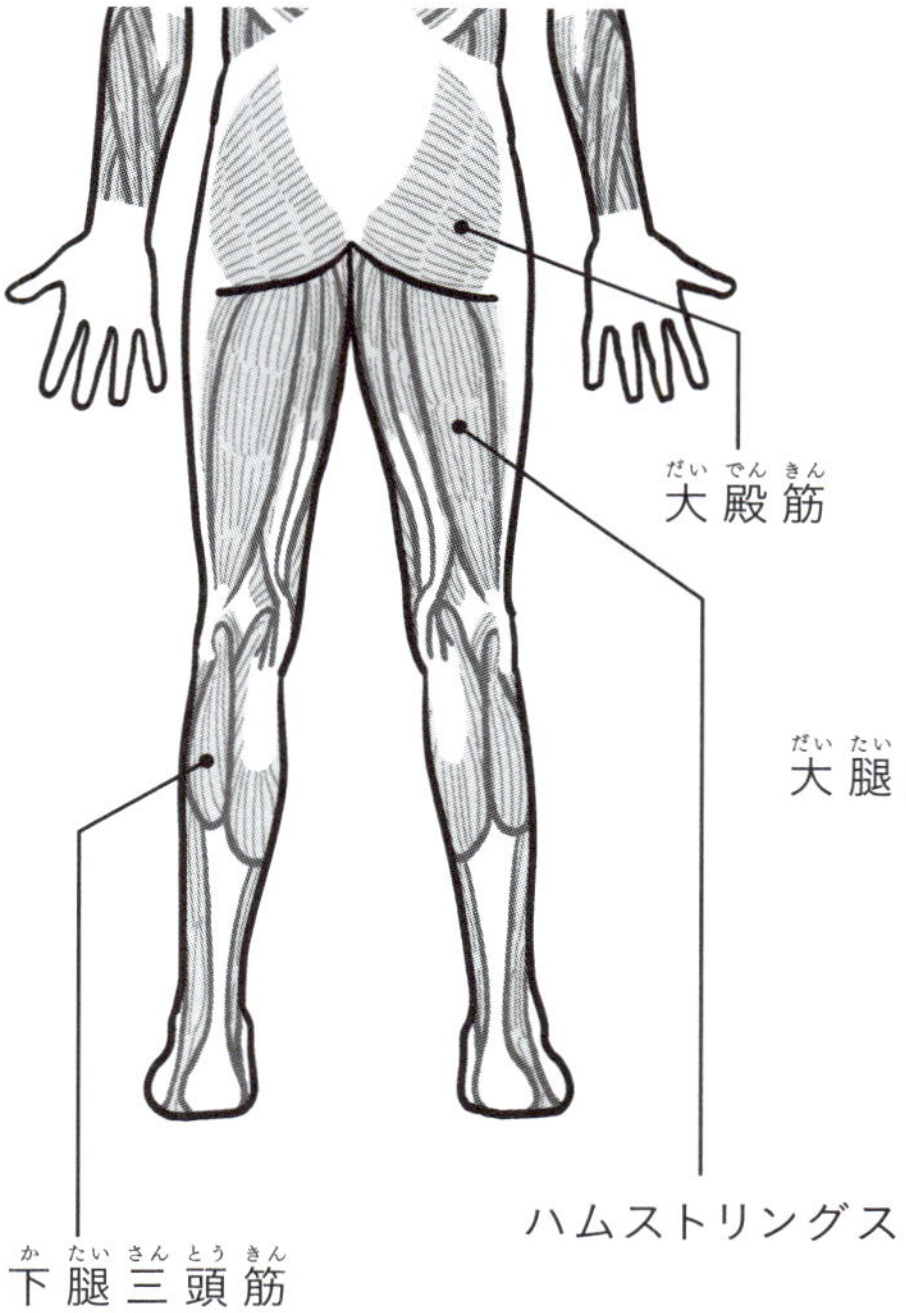

体の前側

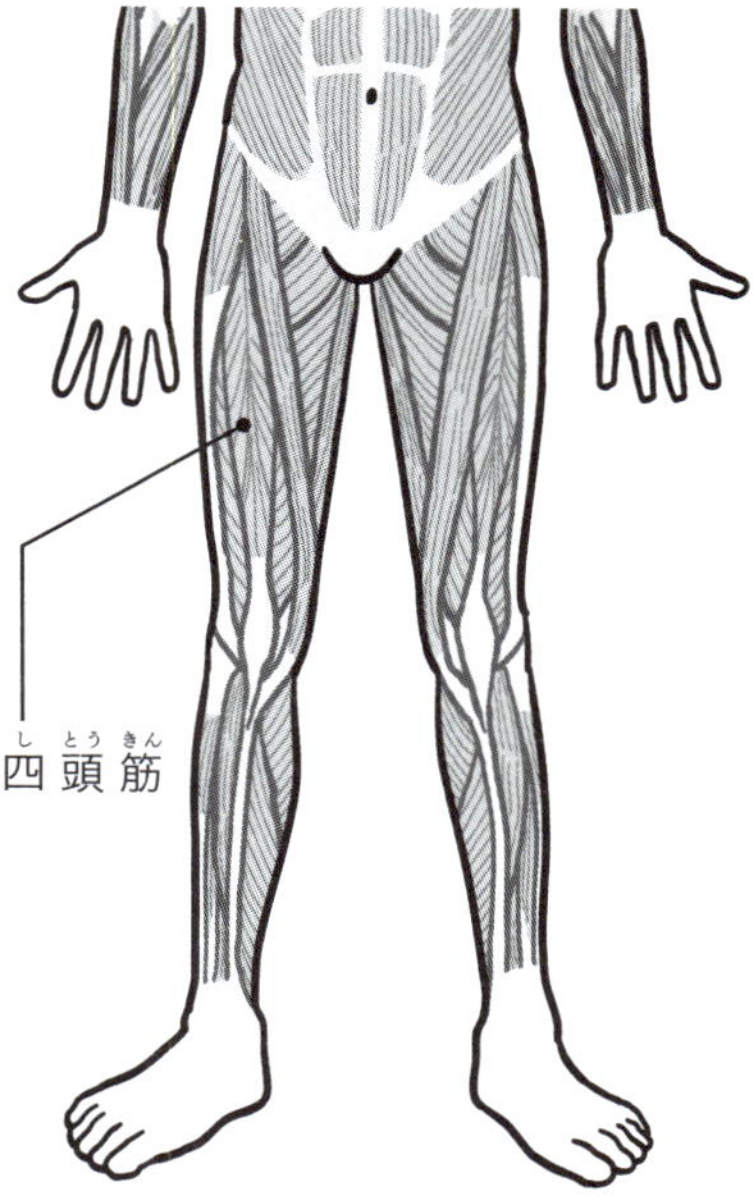

Check!

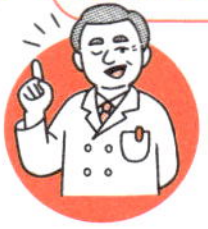

腕やお腹などの上半身の筋肉を鍛えるよりも、下半身を鍛えるほうがダイエットには効果的です。

Topics

スロースクワットで脂肪が減る

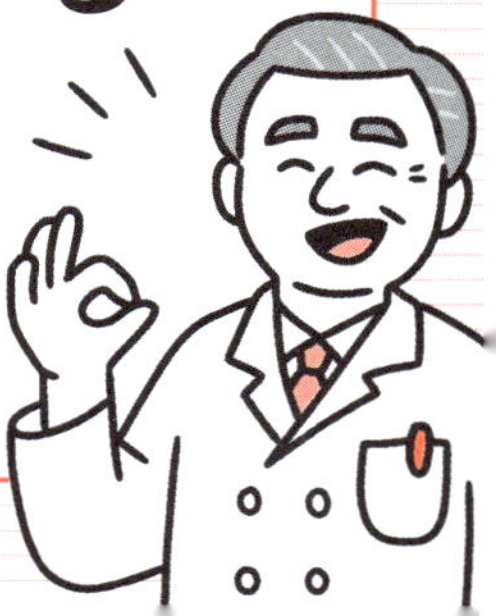

「筋肉を鍛える」と聞くと、ジムなどでマシンを使った筋トレをイメージする人も多いでしょう。しかし、そこまでしなくてもOKです。器具を使わずに、自宅で筋トレを行うことができます。

下半身の筋肉を鍛えるにあたり、**もっともおすすめなのはスロースクワットです。**手順は次の通りで、とても簡単。短時間で大きな効果を得られるので、忙しい人でも無理なくこなせます。

①足を肩幅より少し広めに開いて立つ

スロースクワットのやり方

朝と晩に行ってください。自分の体調に合わせて、1回1〜3分でもじゅうぶんな効果があります。

1

両足を肩幅より少し広めに開き、両腕を胸の前で交差してください

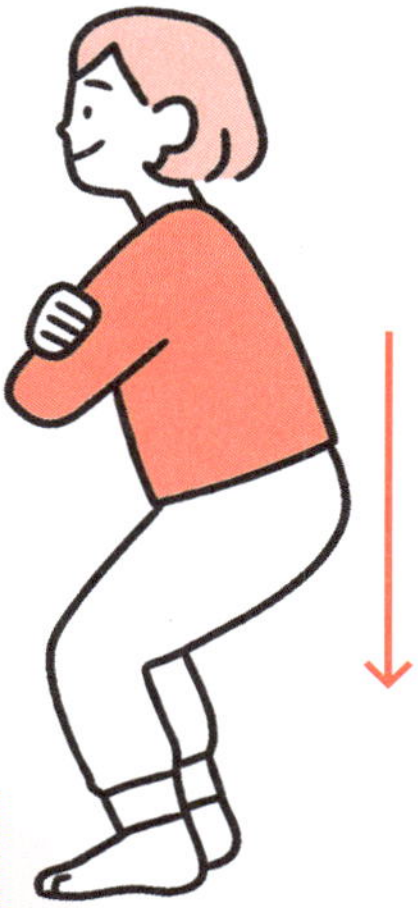

2

5秒かけて、太ももに力を入れなから、ゆっくりとひざを曲げ、腰を落とします。ケガを防止するため、ひざがつま先よりも前に出ないようにしてください

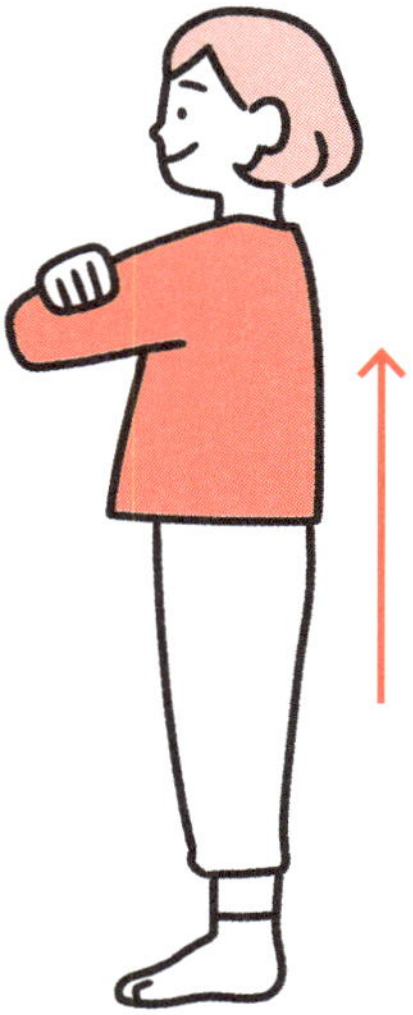

3

5秒かけてゆっくりと立ち上がります。2〜3をくり返し行ってください

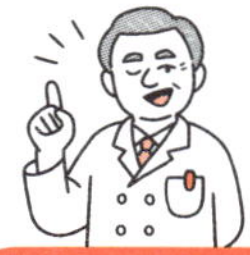

ポイント

2か月間続けると脂肪が減るだけでなく、高かった肝臓の数値（ALT）が基準値に下がった患者さんもいます。

②5秒間かけて力を入れながらゆっくりとひざを曲げ、腰を落とす

③休まずにすぐにまた5秒間かけてひざを伸ばし、もとの体勢になるまで上体を上げる

④ひざが伸びきらない程度に立ち上がったら、休まずに②から③の動きをくり返す

このスロースクワットにより、ジョギングのような長時間の有酸素運動と変わらない刺激を体に与えることができ、**刺激を受けた筋肉が成長ホルモンを分泌し、脂肪の燃焼を促します**。

きつい場合は、インターバルの休憩時間を長くしたり、セット数を少なくしたりしても構いません。大事なのは、わずかながらでも毎日取り組むこと。できる回数から始めてみましょう。

いつもの移動が運動習慣になる！

いつの間にかやせる「歩き方」

スロースクワットを毎日行う習慣がつけば、それでじゅうぶんともいえますが、そこにウォーキングが加わると、**相乗効果により下半身をさらに鍛えることができます**。「ウォーキングなんてただ歩くだけ」と馬鹿にしてはいけません。驚くほど大きな効果がある、立派な有酸素運動なのです。

朝夕の通勤や通学でけっこうな距離を歩いているという人は、その時点でOK。それに加え、無理にウォーキングの時間をつくる必要はありません。ただし、在宅が主体の人は運動不足になりがちなので、できるだけ屋外を歩く時間をつくるようにしましょう。

ウォーキングの際に意識したいポイントは、まずは背筋をまっすぐに伸ばすこと。ねこ背になると腕を大きく振れず、リズミカルに歩けなくなります。歩幅は、通常よりも少し広くとるようにしてください。すると、自然に歩くスピードが上がります。**軽く汗ばむくらいがちょうどいいペース**です。ただし、速いほど効果が上がるということはありません。「やや速め」を意識しましょう。

目標は「1日20分」です。きつい場合や、時間が確保できない場合は、10分でも5分でも構いません。**毎日歩くことが重要**です。日によって歩くコースを変えてふだん目にしない景色を楽しんだり、歩数に応じてポイントがもらえるアプリをスマートフォンに入れたりするなど、ひと工夫を加えると長続きするでしょう。

脂肪を燃焼させる歩き方

大切なのは、だらだら歩かないこと。やせる歩き方には、いくつかのポイントがあります。

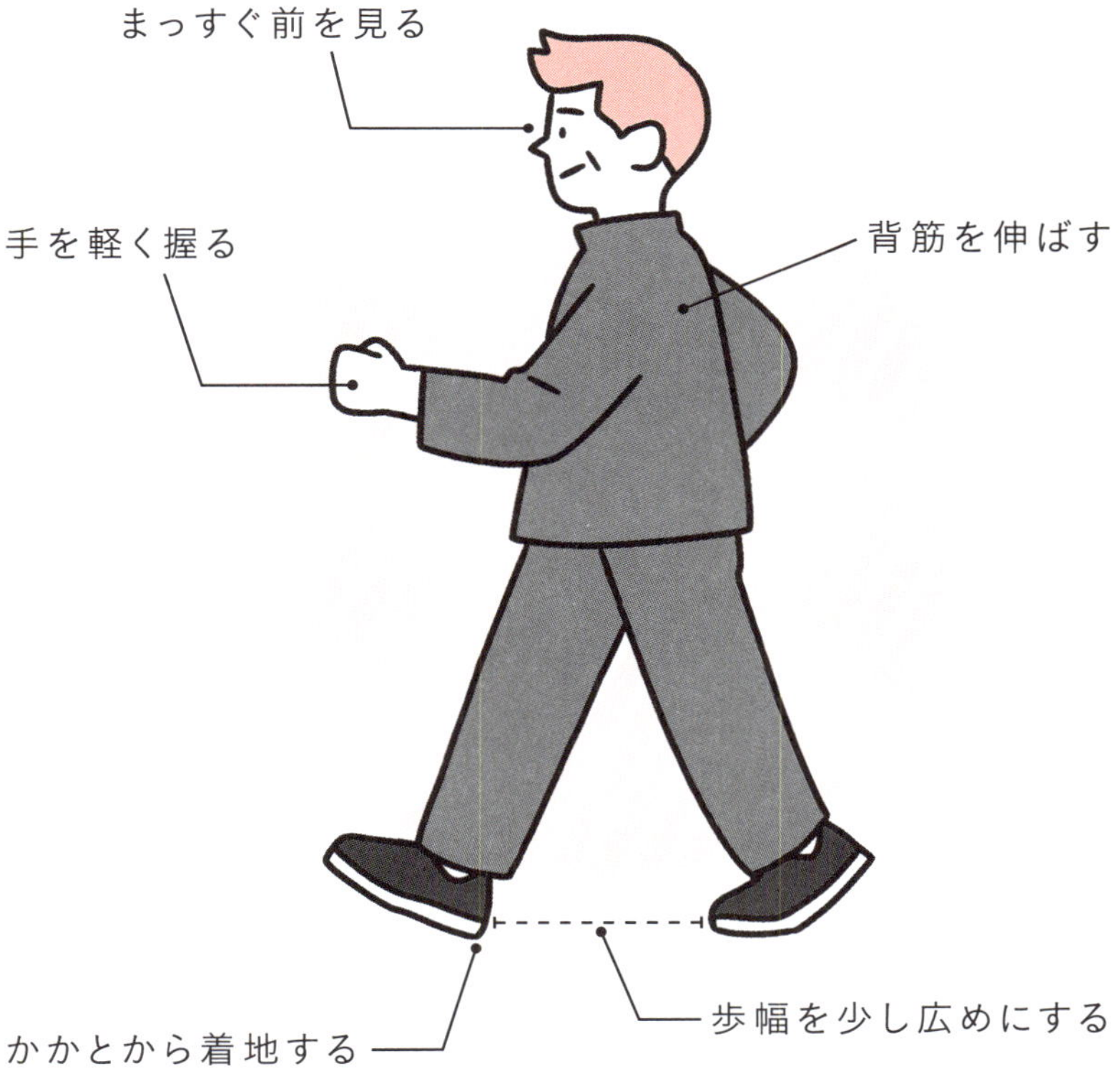
まっすぐ前を見る
手を軽く握る
背筋を伸ばす
かかとから着地する
歩幅を少し広めにする

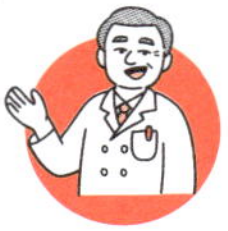

Check!

1日に20分を目標に、できれば毎日歩くようにしましょう。まとめてではなく、5分程度を4回に分けて歩いても効果があります。

毎日の入浴をより有意義にする方法

バスタイムがやせる時間になる

ここまでスロースクワットとウォーキングを推奨してきましたが、なかには運動が苦手な人や、足腰が弱い人もいるでしょう。そんな方々でも不安なく実践できる、ダイエットのメソッドはまだまだあります。続いて推奨するのは入浴です。

ゆっくりお風呂につかることによって、体が温まり、血流がよくなります。すると**代謝が上がり、脂肪が燃焼しやすくなります**。それだけではありません。血管が拡張して血圧が下がり、さらにはリラックス効果によって自律神経が整います。入浴によって得られる健康効果は計り知れません。

大切なポイントは、**熱めのお湯ではなく、ぬるめのお湯に入ること**。お湯が熱すぎると逆に血圧が上昇してしまいますし、心臓や肝臓に負担がかかることにもなります。適温は38～40℃。15分程度、肩までつかることを目安にしましょう。ドラッグストアなどでも購入できる中性重炭酸入浴剤を使うと、血流の改善を促してくれるのでおすすめです。体が熱くなってきたら、半身浴に切り替えましょう。入浴前後の水分補給も忘れずに。

運動が苦手な人や足腰が弱い人、さらに高血圧の人には、温水プールでの水中ウォーキングもおすすめします。水中は浮力があるため血圧が下がるうえに、ひざや腰への負担がほとんどありません。こちらも入浴同様、水分補給をしっかり行うようにしましょう。

やせるための理想的な入浴習慣

入浴によって脂肪を減らすことも可能です。ちょっとしたコツばかりなので、すぐに実践できます。

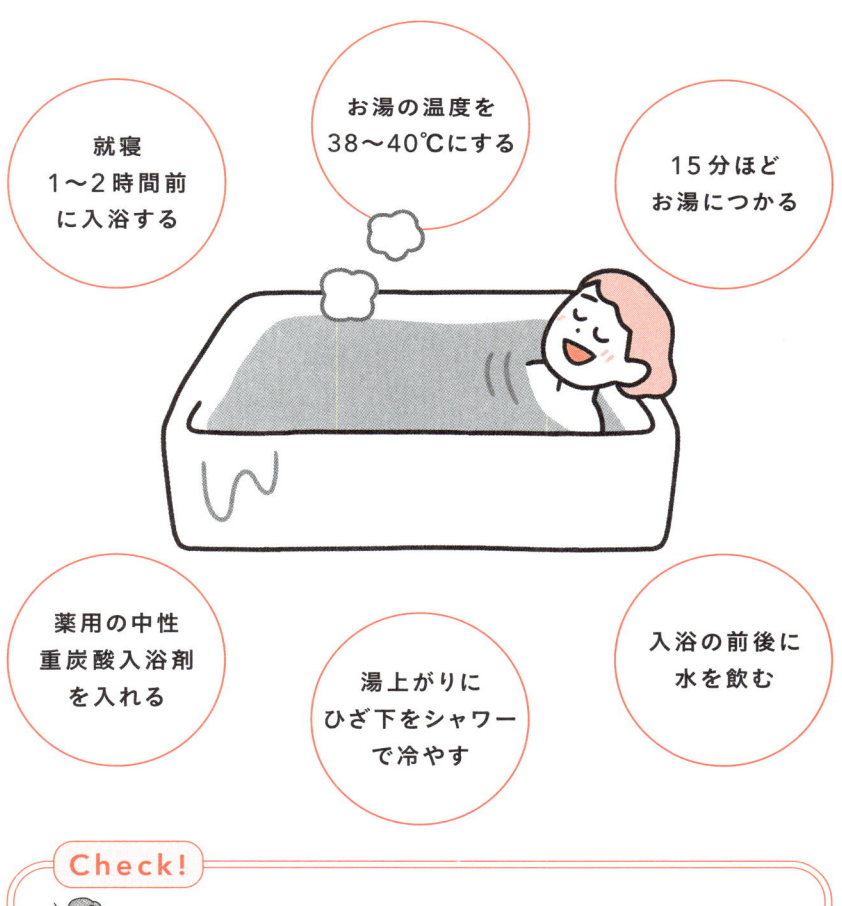

就寝
1〜2時間前
に入浴する

お湯の温度を
38〜40℃にする

15分ほど
お湯につかる

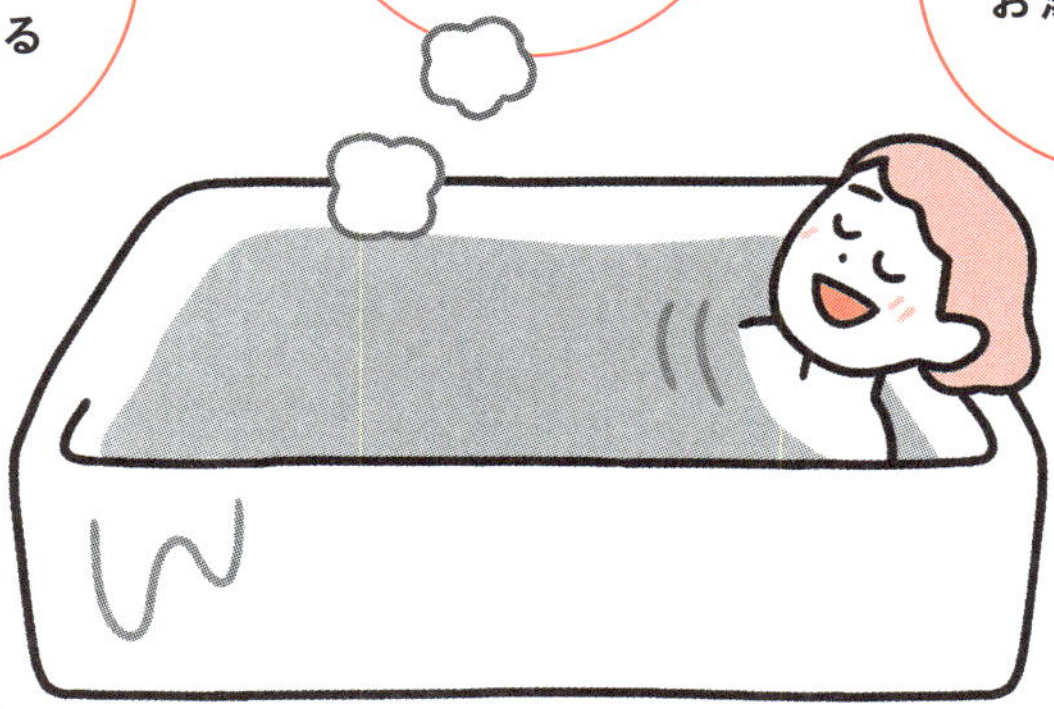

薬用の中性
重炭酸入浴剤
を入れる

湯上がりに
ひざ下をシャワー
で冷やす

入浴の前後に
水を飲む

Check!

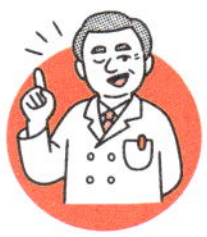

湯上がりにひざ下に水をかけると、温度変化に反応し、血管が収縮。体温が下がりにくくなる保温効果が得られ、冷え性の改善も期待できます。

睡眠不足はメタボの原因に…
睡眠の質によって体重が変化する

38～40℃のぬるめのお湯で15分程度入浴する。これは、良質な睡眠へといざなう大きな原動力になります。入浴後、1～2時間ほどすると睡眠ホルモンといわれるメラトニンの分泌が盛んになり、自然と眠気が生まれてきます。健康増進に良質な睡眠は欠かせません。よって、寝る時間から逆算してお風呂に入るようにするといいでしょう。

ぐっすり眠ることは、やせることにもつながります。なぜなら、人間の体は寝ている間に分泌されるホルモンによって、血管の修復や体のメンテナンスが行われるからです。**睡**

よい睡眠でやせ体質になる

睡眠中、成長ホルモンが分泌することで、傷ついた血管や筋肉の修復など体のメンテナンスが行われます。しかし、睡眠不足になると血液に老廃物が溜まったり、代謝機能が低下したりします。質のよい睡眠を続けることが、肥満対策になるのです。

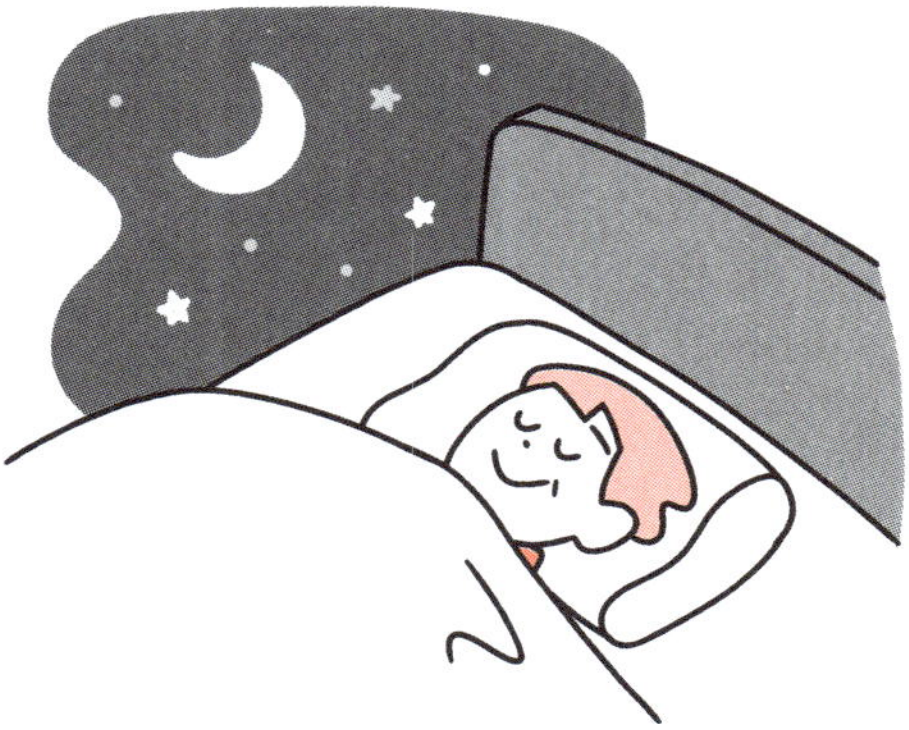

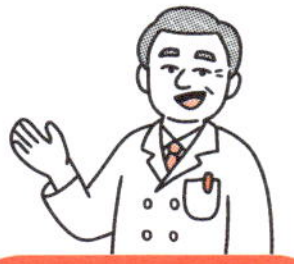

質のよい睡眠を得るためのコツ

ポイント

人間は体を横にするだけで、肝臓に流れ込む血流が立っているときよりも約30%アップし、肝機能が向上します。仮眠をする際も、なるべく横になりましょう。

いくつかのコツを実践することで、睡眠の質がグンと向上します。睡眠の質が上がれば、日中の睡魔も抑えることができます。

- 就寝1～2時間前に入浴する
- 就寝時間と起床時間を一定にする
- 就寝1時間前にテレビとスマホをオフにする
- 寝る前は間接照明にし、就寝中は真っ暗にする
- 夜中に起きないよう頻尿対策をする
- いびきや睡眠時無呼吸症候群があれば治療する

眠不足になると、血液に老廃物が溜まり、代謝が低下します。また、食欲を抑えるホルモンのレプチンの分泌量が減り、逆に食欲を高める効果のあるホルモンのグレリンの分泌量が増えます。さらには、慢性的な不眠症になると、血糖値を上昇させるホルモンの糖質コルチコイドが、過剰に分泌されることもわかっています。つまり、**睡眠の質が低下すると、肥満、脂肪肝、糖尿病に向かって突き進んでしまう**ことになるのです。

ふだんから眠りが浅いと感じている人や、なかなか寝つけないという人は、眠りやすくするための工夫をいろいろと試みてください。たとえば、「平日も土日も、起きる時間を一定にする」「就寝前にテレビやスマホの画面を見ない」「就寝中は部屋を真っ暗にする」などが挙げられます。

ダイエットの意外な盲点

歯周病もやせられない原因だった！

これは意外に知られていない事実ですが、歯周病になると太りやすくなります。「どうして？」と思うかもしれません。しかし、口内環境と肥満は密接に関係しているのです。

口の中で増殖した歯周病菌が体内に侵入すると、免疫系の細胞から「炎症性サイトカイン」という物質が生成されます。この炎症性サイトカインが、細菌やウイルスから体を守るためにさまざまな炎症反応を起こすのですが、同時に**インスリンの働きも阻害します**。これが脂肪肝の原因になるのです。

また2021年、新潟大学大学院医歯学総合研究科と理化学研究所生命医科学研究センターの共同研究グループは、歯周病が非アルコール性脂肪性肝疾患（NAFLD）を悪化させるメカニズムとして、体内に入った歯周病原細菌が、腸内環境の変化に関係することを明らかにしました。

さらには、歯周病原細菌が腸内細菌機能や腸内細菌代謝物等を変化させるだけでなく、**腸管のバリア機能を低下させて内毒素血症と呼ばれる炎症状態を誘発し、それにより肝機能に悪影響を与えるのです**。

自然にやせていく体をつくるために、食事内容の見直しや適度な運動はもちろんのこと、口の中をつねに清潔にしておくことも、それに匹敵するくらい重要です。歯周病予防に、これまで以上に意識を向けましょう。

歯周病・糖尿病・脂肪肝 負のスパイラル

歯周病は脂肪肝、糖尿病と密接な関係にあり、悪影響を与えます。糖尿病と脂肪肝の関係も同様です。歯周病を放置すると、やせるのは難しくなってしまいます。

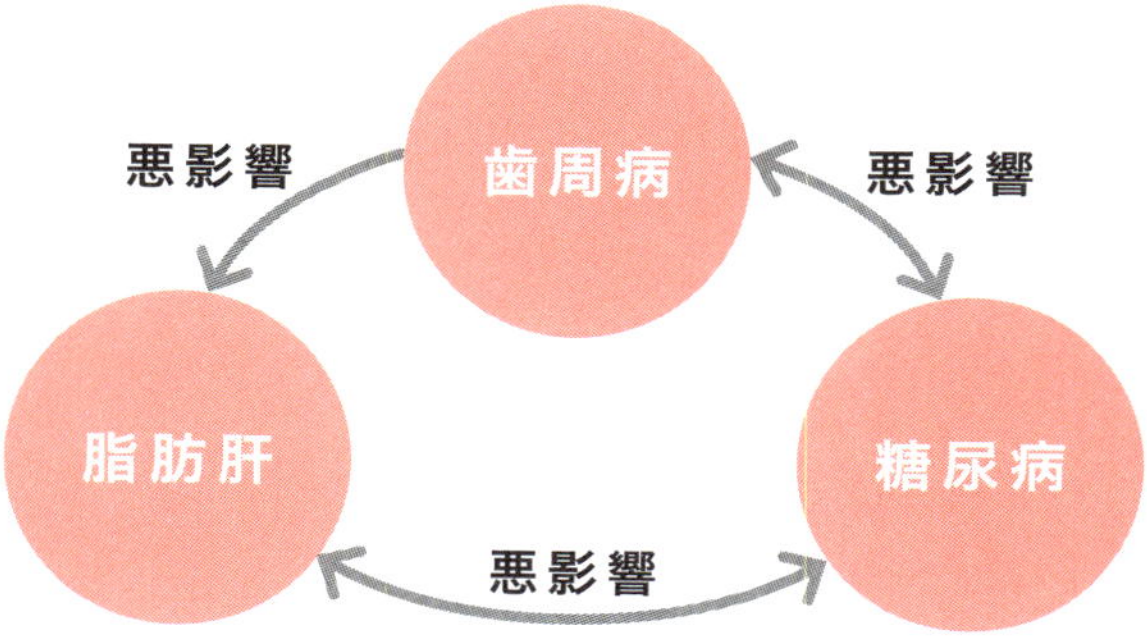

歯周病で病気のリスクが上がる

歯周病は、さまざまな病気のリスクを上げてしまいます。おもな病気は以下の通りです。

- 脳卒中
- 心臓病
- 誤嚥性肺炎
- 糖尿病
- 関節リウマチ
- 骨粗しょう症
- 子宮内膜症
- メタボリックシンドローム　など

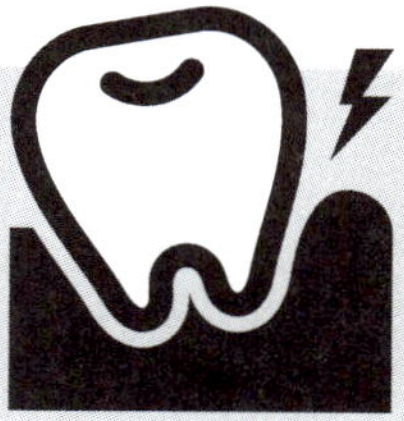

Check!

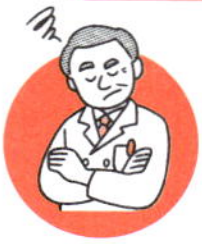

歯周病菌は血流にのって全身へと巡り、炎症などを起こします。その結果、さまざまな病気を引き起こしてしまうのです。

Topics

舌ブラシで歯周病を防ぐ！

口内環境をきれいに保つため、すなわち歯周病菌を増殖させないためには、こまめな歯磨きが必要不可欠です。それと同時に、ぜひ取り組んでいただきたいことがあります。それは、舌磨きです。これをすすめる最大の理由は、**舌の上はもっとも細菌が繁殖しやすい場所だから**です。

舌の表面はでこぼこしたじゅうたんのような構造をしており、ここに食べかすが付着しがちです。これらは細菌のエサとなり、細菌が繁殖していきます。すると、細菌が堆積して白い苔状の「舌苔《ぜったい》」と呼ばれるもので覆わ

起床後すぐに歯磨きかうがい

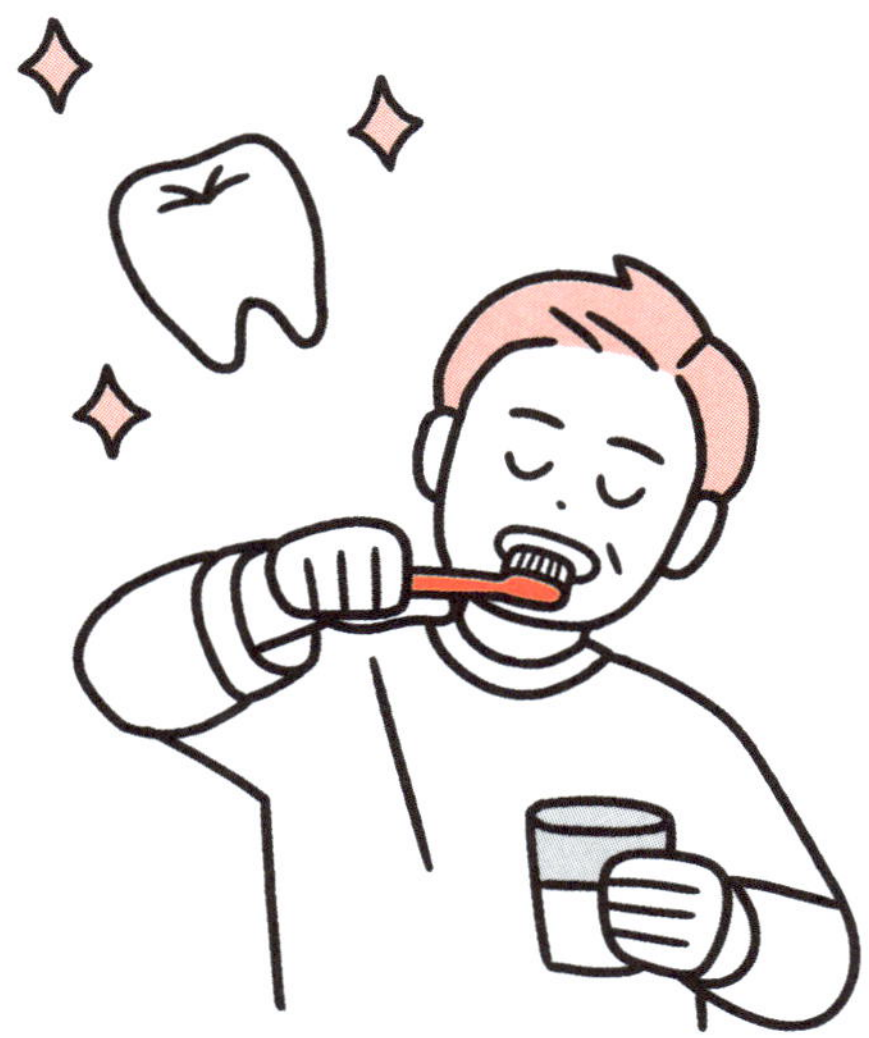

寝ている間、口の中で歯周病菌が蔓延します。起きてすぐ、何かを口にする前に、歯磨きか口をゆすぎましょう。

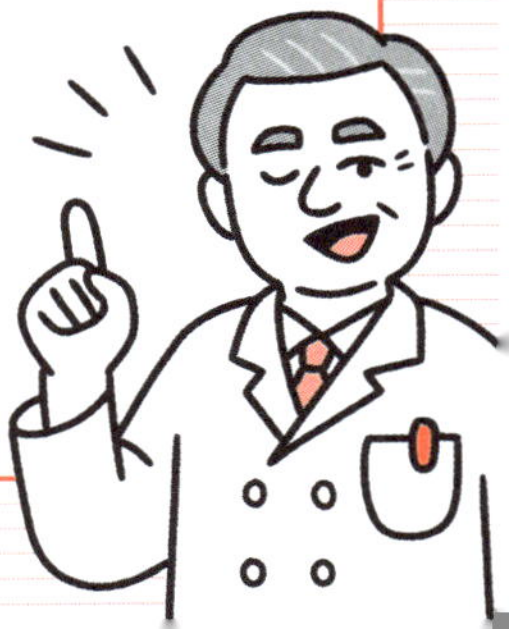

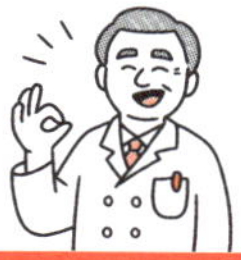

ポイント

舌ブラシを使うことで、口臭の悩みも解決します。また、味覚を感じやすくなるなど、メリットしかありません。舌ブラシはドラッグストアで購入が可能です。

舌ブラシを習慣にする

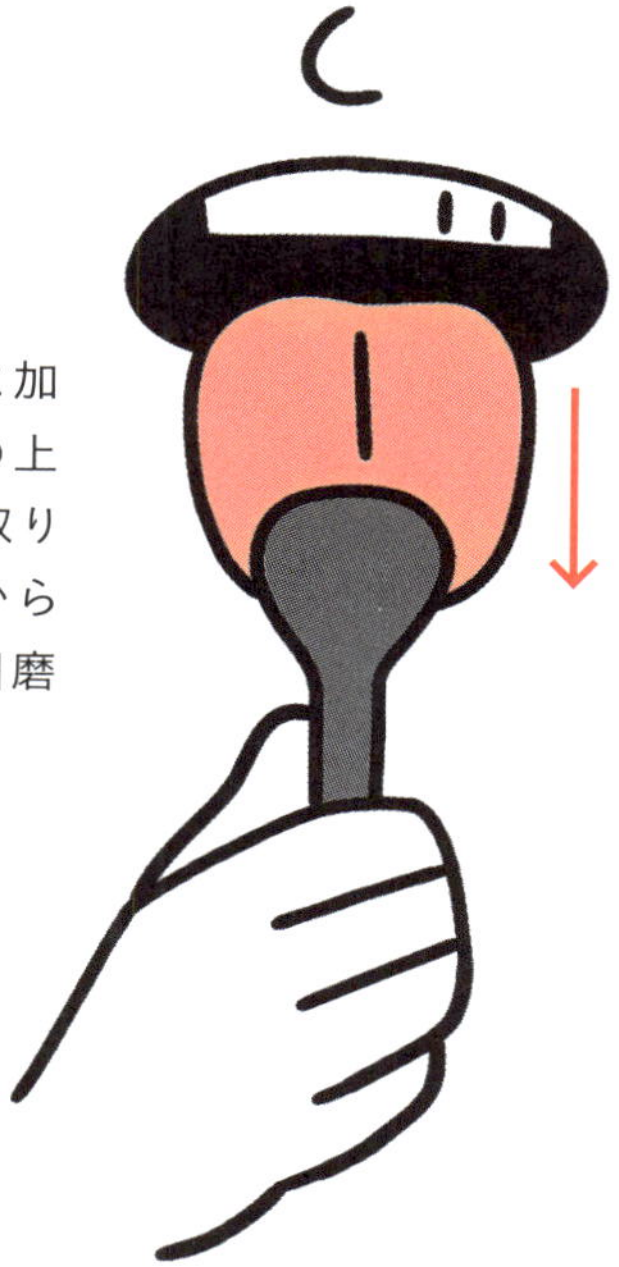

1日1回、歯磨きに加え、舌ブラシで舌の上にたまった舌苔を取り除きましょう。上から下に向かって、数回磨くのがコツです。

れるようになります。酸素を嫌う嫌気性菌という細菌に属する歯周病菌にとって、舌苔に覆われた舌の表面のでこぼこの溝はものすごく居心地がよく、ほったらかしにしておくと、どんどん増殖していきます。

たとえ歯磨きを完璧にこなしても、それだけでは不十分。舌の上で増殖した歯周病菌が、寝ている間に唾液を介し、歯周ポケットなど歯の周辺に移ってしまうからです。だから**舌の上の管理をおろそかにしていると、あっという間に歯周病になります**。結果的に、太る原因をまねくことになるのです。

舌磨きをすれば、歯周病の予防になり、ダイエットの成功につながります。効果的で正しい舌磨きの方法は、上のイラストで解説します。また、起床後の歯磨き、もしくは口ゆすぎも大切です。ぜひ参考にしてください。

心の不調が肥満に結びつく
自律神経を整えるとやせ体質になる

自律神経とは、内臓の動きや代謝、体温や呼吸の調整など、体のあらゆる機能を24時間体制で自動的にコントロールしてくれる神経系のことで、活発に動いているときや緊張しているときに働く交感神経と、体がリラックスしているときに働く副交感神経で構成されています。両者のバランスが著しく乱れている状態が続くと、自律神経失調症になってしまいます。そして、**非アルコール性脂肪性肝疾患**（NAFLD）**には、自律神経失調症が大きくかかわっている**といわれています。

自律神経が乱れると、心拍の上昇、不眠、頭痛、めまい、うつなど、体にさまざまな不調をきたします。さらに、胃腸や肝臓の働きが弱まったり、代謝が落ちたりすることによって、脂肪が溜まりやすくなります。自律神経の乱れは、肥満にも大いに関係しているのです。これは裏を返すと、**自律神経を整えればやせ体質になれる**ということを意味します。

自律神経を整える方法はあまた存在しますが、基本中の基本かつ大原則といえるのは、**規則正しい生活を送ること**です。3食を毎日同じ時間帯に摂り、適度に運動し、ゆっくり入浴し、睡眠の質を高めることを心がけましょう。さらに、ストレスを溜め込まないことも重要です。ストレス解消法については、次項で詳しく触れているので、そちらをご覧ください。やせるためにも、自律神経を整えましょう。

自律神経とは？

自律神経は交感神経と副交感神経の2種類があり、それぞれが1日の中でバランスよく働きます。

自律神経

交感神経

・日中に優位になる
・体を活動的にする
・血圧と体温を上げる
・心拍を速くする
・消化を抑制する

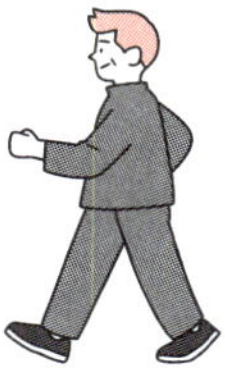

副交感神経

・夜間に優位になる
・体を休ませる
・血圧と体温を下げる
・心拍が緩やかになる
・消化を促進する

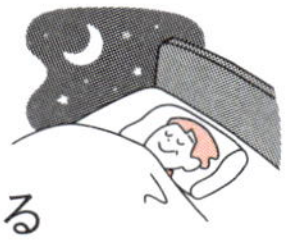

自律神経が乱れると…

■肥満の原因となる　■精神的な不調が起こる
■胃腸の調子が悪くなる
■歯周病のリスクが上がる　■血圧が上がる
■多汗や火照りが起こる　など

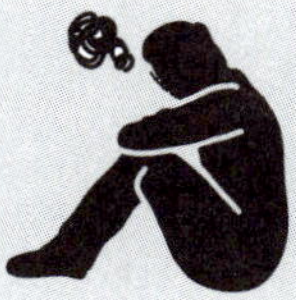

Check!

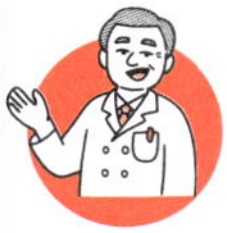

脳と腸は「脳腸相関」の関係にあり、一方が不調になると、もう一方も不調になってしまいます。自律神経の乱れは、腸内環境の悪化にもつながってしまうのです。

Topics

没頭できる趣味を持とう

ストレス解消は自律神経の調整を促し、肥満防止につながりますが、期待できる効果はそれにとどまりません。ストレスが軽減されると、血糖値を上げる働きをするアドレナリンやグルカゴン、さらに食欲を抑制するホルモン・レプチンの分泌量を低下させる作用のあるコルチゾールの分泌を抑制してくれるのです。

ストレスを溜め込むと、これら肥満の大敵ともいえる多くのホルモンの分泌を促進してしまうので、効率よくやせることができません。ストレスをゼロにすることは不可能なの

「おひとりさま」が好きでも問題なし！

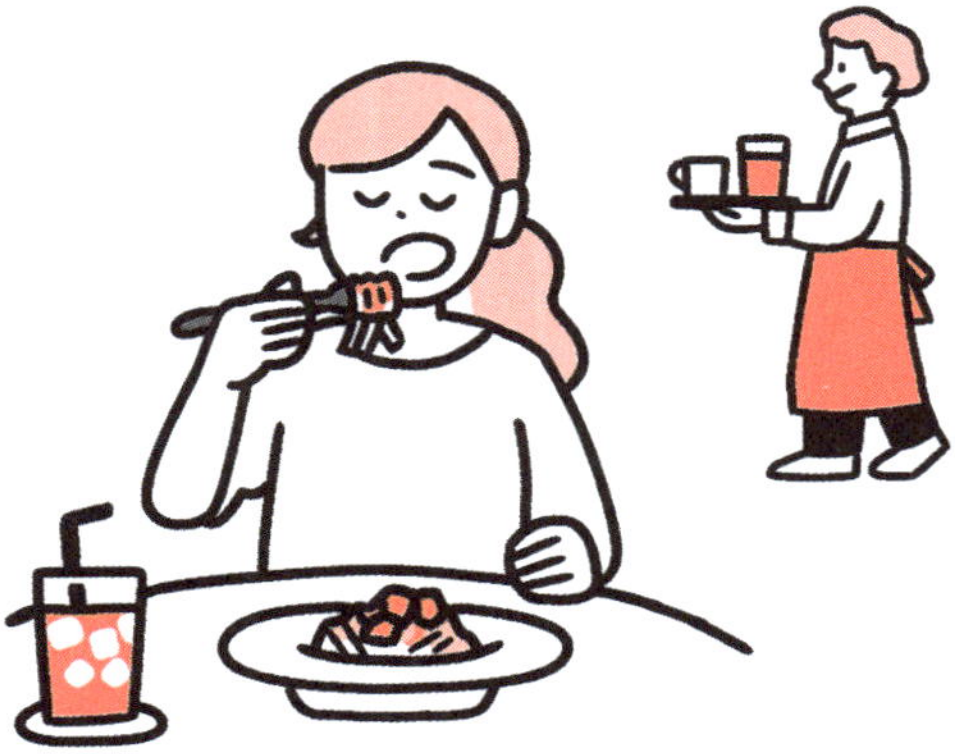

ひとりでいるほうが余計な気をつかわなくても済むので、「おひとりさま」を好む人もいます。その場合は無理にコミュニティに参加する必要はありません。また、性格が合わない人とは、バッサリ縁を切るぐらいの思い切りも必要です。

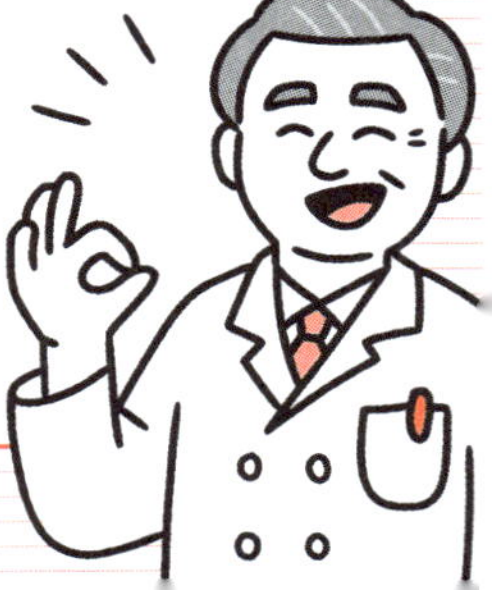

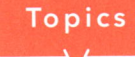

没頭できれば
趣味は何でもOK！

自分にとって没頭できる趣味であれば、何をやってもストレス解消の効果があります。ただし、「大食い」「食べ歩き」は糖質過多のおそれがあるので避けましょう。

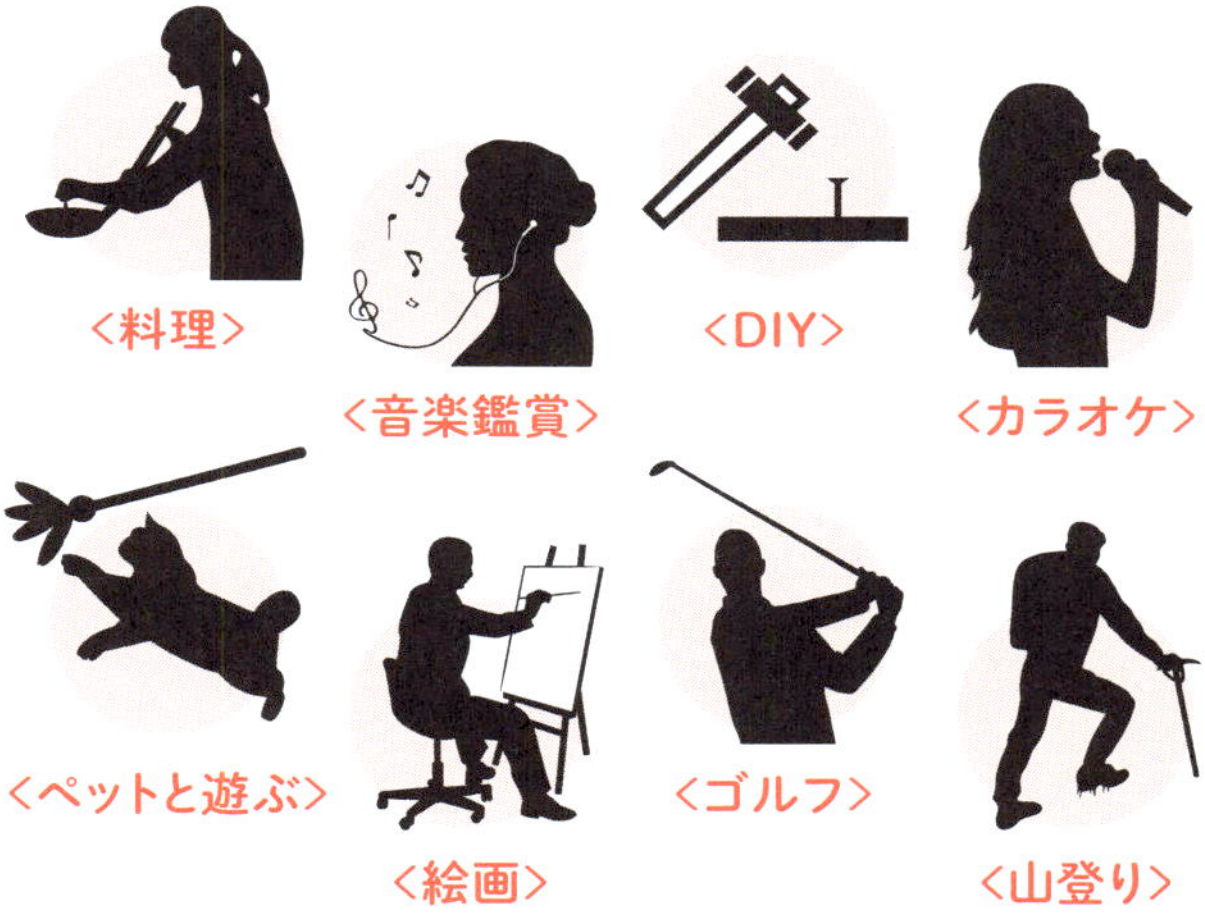

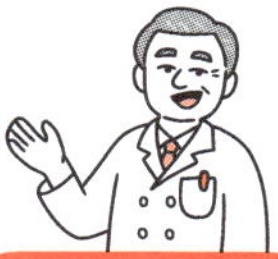

ポイント

ストレスを完全にゼロにすることはできません。しかし、ストレスをまったく感じない時間を多くつくることが、心身の健康につながります。

で、少しでも発散できる行為を日々の生活にとり入れていきましょう。

何よりおすすめしたいのは、**没頭できる趣味を持つこと**です。好きなことをするのはいい気分転換になりますし、共通の趣味を持つ仲間と接すれば、おのずと幸せな気分になり、笑顔も増えるでしょう。

時間を忘れてなんらかの作業に没頭すること、カラオケに行って大声で歌うこと、映画鑑賞や音楽鑑賞などで感動して泣いたり笑ったりすることなど、すべてがストレス発散につながります。

スポーツ、ダンス、登山など、**体を動かす趣味を持つこともおすすめ**です。運動が肥満防止につながることはいうまでもなく、ストレス発散との相乗効果で、さらにやせやすくなります。

自律神経を整えながらトレーニング

「ドローイン」でストレスを解消

内臓脂肪を効率よく燃焼させ、自然にやせていく体をつくる方法はひととおり紹介しました。あとは、日々コツコツと続けていくだけです。この本の最後に、ぽっこりお腹の改善に特化したプラスαの方法として「ドローイン」を紹介します。

ドローインとは、お腹をへこませながらゆっくり呼吸をするトレーニングのことです。ドローインを続けていると、腹筋と背筋が強化され、姿勢がよくなっていきます。姿勢がよくなるとねこ背が改善され、ぽっこりとしたお腹が目立たなくなります。

また、自律神経を整える効果があるので、**ダイエットの大敵であるストレスを軽減することもできます。**緊張したときに行うことで、リラックスすることもできます。効率的なドローインは、次の手順に沿って行いましょう。

①5秒かけて、ゆっくりと鼻から息を吸い込む。立ちながらでも、座りながらでも可

②次に、5秒かけて、鼻からゆっくりと息を吐く。心が落ち着くまで行う

家事の合間や移動中、仕事の休憩時間など、場所や時間を選ばずにできるのも、大きなメリットといえるでしょう。

ドローインのやり方

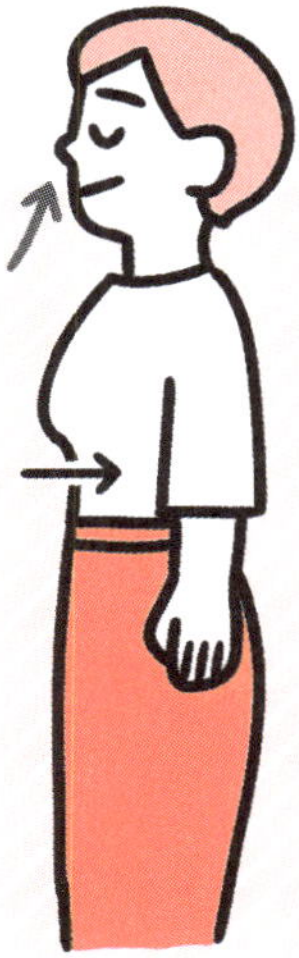

1

5秒かけて、ゆっくりと鼻から息を吸います。このとき、横隔膜が上がるのでお腹がへこみます。

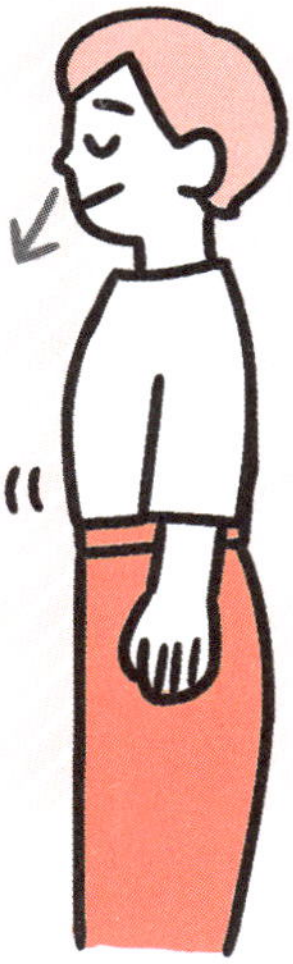

2

5秒かけて、鼻からゆっくりと息を吐きます。横隔膜が下がるのでお腹が膨らみます。心が落ち着くまで、くり返し行いましょう。腹筋と背筋を鍛えることができます。

Check!

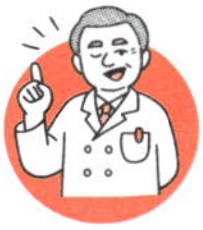

鼻で呼吸をすると、ウイルスの侵入や口の渇きを抑える効果もあります。口呼吸ではなく鼻呼吸を意識するようにしましょう。

Column

百害あって一利なし！ タバコは今すぐにやめる

愛煙家にとっては耳の痛い話でしょうが、タバコは今すぐにやめましょう。世の中には「百害あって一利なし」といえるものがたくさんありますが、タバコはそのなかでも代表的な存在です。タバコは肺がんを筆頭に、ありとあらゆる健康被害をまねき、**確実に健康寿命を縮めます**。長い年月をかけて行う緩やかな自殺と表現しても、決していいすぎではありません。

喫煙は、ストレスホルモンの分泌、肥満を抑制するアディポネクチンの減少などを促し、血糖値を上昇させます。また、インスリンの分泌を低下させ、糖尿病発症のリスクも高めます。つまり、**タバコを吸うと太る**ということ。選択肢は「やめる」の一択です。

タバコは糖尿病のリスクを上げる

非喫煙者を1.0とした場合、喫煙者は1日20本未満で1.29倍、1日20本以上で1.61倍も糖尿病のリスクが上がります。

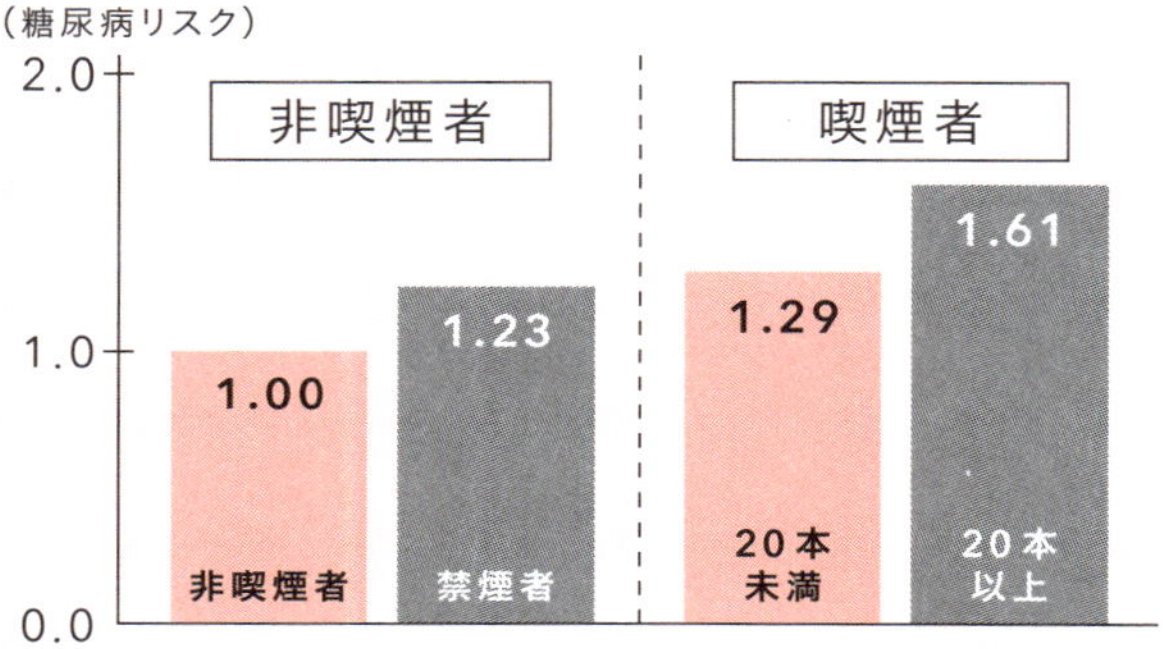

（出典：厚生労働省資料より）

巻末特典

食材別の栄養成分一覧

食品を買うときや料理をつくるときの参考にしてください。
糖質ちょいオフのために、なるべく糖質の低い食品を選ぶことが大切です。

＊数値はいずれも可食部100gあたり
＊「Tr」は微量、「ー」は未測定、かっこの数字は推定値
＊出典は文部科学省「日本食品標準成分表 2020年版(八訂)増補2023年」

米類

品名	エネルギー (kcal)	糖質 (g)	たんぱく質 (g)	脂質 (g)	カルシウム (mg)	ビタミンB6 (mg)	食塩相当量 (g)
白米	342	77.1	6.1	0.9	5	0.12	0
玄米	346	71.3	6.8	2.7	9	0.45	0
もち	223	50.3	4.0	0.6	3	0.03	0
ビーフン	360	79.0	7.0	1.6	14	0	0
おにぎり	170	39.0	2.7	0.3	3	0.02	0.5
焼きおにぎり	166	39.1	3.1	0.3	5	0.03	1.0

パン類

品名	エネルギー (kcal)	糖質 (g)	たんぱく質 (g)	脂質 (g)	カルシウム (mg)	ビタミンB6 (mg)	食塩相当量 (g)
食パン	248	42.2	8.9	4.1	22	0.03	1.2
コッペパン	273	50.8	9.2	3.8	22	0.05	1.0
フランスパン	289	54.8	9.4	1.3	16	0.04	1.6
ロールパン	309	46.6	10.1	9.0	44	0.03	1.2
クロワッサン(リッチタイプ)	438	42.1	7.9	26.8	21	0.03	1.2
ベーグル	270	52.1	9.6	2.0	24	0.06	1.2

麺類

品名	エネルギー (kcal)	糖質 (g)	たんぱく質 (g)	脂質 (g)	カルシウム (mg)	ビタミンB6 (mg)	食塩相当量 (g)
そば(ゆで)	130	23.1	4.8	1.0	9	0.04	0
うどん(ゆで)	95	20.3	2.6	0.4	6	0.01	0.3
そうめん(ゆで)	114	24.9	3.5	0.4	6	Tr	0.2
スパゲッティ(ゆで)	150	29.2	5.8	0.9	8	0.02	1.2
中華麺(ゆで)	133	26.4	4.9	0.6	20	0	0.2

いも類

品名	エネルギー (kcal)	糖質 (g)	たんぱく質 (g)	脂質 (g)	カルシウム (mg)	ビタミンB6 (mg)	食塩相当量 (g)
長いも	64	12.9	2.2	0.3	17	0.09	0
じゃがいも	51	6.1	1.8	0.1	4	0.20	0
里いも	53	10.8	1.5	0.1	10	0.15	0
さつまいも	127	30.3	0.9	0.5	40	0.20	0.1

牛肉

	エネルギー (kcal)	糖質 (g)	たんぱく質 (g)	脂質 (g)	カルシウム (mg)	ビタミンB6 (mg)	食塩相当量 (g)
牛ヒレ肉(赤身、生)	207	0.3	19.1	15.0	3	0.37	0.1
牛もも肉(赤身、生)	176	0.6	21.3	10.7	4	0.38	0.1
牛もも肉(脂身つき、生)	235	0.5	19.2	18.7	4	0.34	0.1
牛サーロイン(赤身、生)	294	0.4	17.1	25.8	4	0.35	0.1
牛サーロイン(脂身つき、生)	460	0.3	11.7	47.5	3	0.23	0.1
牛肩肉(赤身、生)	183	0.3	20.2	12.2	4	0.37	0.1
牛肩肉(脂身つき、生)	258	0.3	17.7	22.3	4	0.32	0.1
牛ひき肉(生)	251	0.3	17.1	21.1	6	0.25	0.2

豚肉

	エネルギー (kcal)	糖質 (g)	たんぱく質 (g)	脂質 (g)	カルシウム (mg)	ビタミンB6 (mg)	食塩相当量 (g)
豚肩肉(赤身、生)	114	0.2	20.9	3.8	4	0.37	0.1
豚肩肉(脂身つき、生)	201	0.2	18.5	14.6	4	0.32	0.1
豚肩ロース肉(赤身、生)	146	0.1	19.7	7.8	4	0.33	0.2
豚肩ロース肉(脂身つき、生)	237	0.1	17.1	19.2	4	0.28	0.1
豚もも肉(赤身、生)	119	0.2	22.1	3.6	4	0.33	0.1
豚もも肉(脂身つき、生)	171	0.2	20.5	10.2	4	0.31	0.1
豚ばら肉(脂身つき、生)	398	0	13.4	40.1	3	0.23	0.1
豚ひき肉(生)	209	0.1	17.7	17.2	6	0.36	0.1

鶏肉

	エネルギー (kcal)	糖質 (g)	たんぱく質 (g)	脂質 (g)	カルシウム (mg)	ビタミンB6 (mg)	食塩相当量 (g)
鶏むね肉(皮つき、生)	229	0	19.5	17.2	4	0.35	0.1
鶏むね肉(皮なし、生)	113	0	24.4	1.9	5	0.47	0.1
鶏もも肉(皮つき、生)	234	0	17.3	19.1	8	0.17	0.1
鶏もも肉(皮なし、生)	128	0	22.0	4.8	9	0.22	0.1
鶏ささみ肉(生)	107	0	24.6	1.1	8	0.66	0.1
鶏手羽(皮つき、生)	182	0	23.0	10.4	16	0.20	0.1
鶏ひき肉(生)	171	0	17.5	12.0	8	0.52	0.1

肉加工品

	エネルギー (kcal)	糖質 (g)	たんぱく質 (g)	脂質 (g)	カルシウム (mg)	ビタミンB6 (mg)	食塩相当量 (g)
ロースハム	211	2.0	18.6	14.5	4	0.28	2.3
ばらベーコン	244	3.2	15.4	19.4	4	0.20	2.6
ウインナーソーセージ	319	3.3	11.5	30.6	6	0.14	1.9

■ 卵

	エネルギー (kcal)	糖質 (g)	たんぱく質 (g)	脂質 (g)	カルシウム (mg)	ビタミンB6 (mg)	食塩相当量 (g)
鶏卵(全卵、生)	142	0.4	12.2	10.2	46	0.09	0.4
うずら卵(全卵、生)	157	0.3	12.6	13.1	60	0.13	0.3

■ 魚類

	エネルギー (kcal)	糖質 (g)	たんぱく質 (g)	脂質 (g)	カルシウム (mg)	ビタミンB6 (mg)	食塩相当量 (g)
みなみまぐろ(赤身、生)	88	0.1	21.6	0.4	5	1.08	0.1
かつお(春獲り、生)	108	0.1	25.8	0.5	11	0.76	0.1
さんま(皮つき、生)	287	0.1	18.1	25.6	28	0.54	0.4
まあじ(皮つき、生)	112	0.1	19.7	4.5	66	0.30	0.3
まいわし(生)	156	0.2	19.2	9.2	74	0.49	0.2
まだら(生)	72	0.1	17.6	0.2	32	0.07	0.3
まだい(養殖、皮つき、生)	160	0.1	20.9	9.4	12	0.40	0.1
めかじき(生)	139	0.1	19.2	7.6	3	0.37	0.2
ほっけ(生)	103	0.1	17.3	4.4	22	0.17	0.2
しろさけ(生)	124	0.1	22.3	4.1	14	0.64	0.2

■ 海藻類

	エネルギー (kcal)	糖質 (g)	たんぱく質 (g)	脂質 (g)	カルシウム (mg)	ビタミンB6 (mg)	食塩相当量 (g)
あおさ(素干し)	201	12.6	22.1	0.6	490	0.09	9.9
あおのり(素干し)	249	5.8	29.4	5.2	750	0.5	8.1
昆布	170	32.2	5.8	1.3	780	0.03	6.6
焼のり	297	8.3	41.4	3.7	280	0.59	1.3
ひじき(乾)	180	6.6	9.2	3.2	1000	0	4.7
もずく(塩蔵、塩抜き)	4	0	0.2	0.1	22	Tr	0.2
乾燥わかめ(素干し、水戻し)	20	0.6	1.6	0.3	100	0.01	0.7
くきわかめ(湯通し塩蔵、塩抜き)	18	0.4	1.1	0.3	86	Tr	7.9
めかぶ	14	0	0.9	0.6	77	0.01	0.4
ところてん	2	0	0.2	0	4	0	0

■ 魚介加工品

	エネルギー (kcal)	糖質 (g)	たんぱく質 (g)	脂質 (g)	カルシウム (mg)	ビタミンB6 (mg)	食塩相当量 (g)
辛子明太子	121	3.0	21.0	3.3	23	0.17	5.6
しらす(生)	67	0.1	15.0	1.3	210	0.17	1.0
干しえび	213	ー	48.6	2.8	7100	0.19	3.8
するめいか(焼き)	108	0.1	23.6	1.0	14	0.26	0.8
さきいか	268	17.3	45.5	3.1	23	0.32	6.9
かつお節	332	0.8	77.1	2.9	28	0.53	0.3

■ 野菜

	エネルギー (kcal)	糖質 (g)	たんぱく質 (g)	脂質 (g)	カルシウム (mg)	ビタミンB6 (mg)	食塩相当量 (g)
ブロッコリー(ゆで)	30	0.9	3.9	0.4	41	0.14	0
ピーマン(青)	20	2.8	0.9	0.2	11	0.19	0
ピーマン(赤)	28	5.6	1.0	0.2	7	0.37	0
ゴーヤ	15	1.3	1.0	0.1	14	0.06	0
アスパラガス(ゆで)	25	2.5	2.6	0.1	19	0.08	0
枝豆(ゆで)	118	4.3	11.5	6.1	76	0.08	0
赤色トマト(生)	20	3.7	0.7	0.1	7	0.08	0
にんじん(皮つき、生)	35	6.5	0.7	0.2	28	0.1	0.1
だいこん(皮つき、生)	15	2.7	0.5	0.1	24	0.04	0

■ 乳製品

	エネルギー (kcal)	糖質 (g)	たんぱく質 (g)	脂質 (g)	カルシウム (mg)	ビタミンB6 (mg)	食塩相当量 (g)
牛乳(普通)	61	4.8	3.3	3.8	110	0.03	0.1
牛乳(低脂肪)	42	5.5	3.8	1.0	130	0.04	0.2
ヨーグルト(低脂肪無糖)	40	5.2	3.7	1.0	130	0.04	0.1
プロセスチーズ	313	1.3	22.7	26.0	630	0.01	2.8
チェダーチーズ	390	1.4	25.7	33.8	740	0.07	2.0
パルメザンチーズ	445	1.9	44.0	30.8	1300	0.05	3.8
カマンベールチーズ	291	0.9	19.1	24.7	460	0.08	2.0

■ 大豆製品

	エネルギー (kcal)	糖質 (g)	たんぱく質 (g)	脂質 (g)	カルシウム (mg)	ビタミンB6 (mg)	食塩相当量 (g)
絹ごし豆腐(凝固剤:塩化Mg)	56	1.1	5.3	3.5	30	0.06	0
木綿豆腐	73	0.4	7.0	4.9	93	0.05	0
高野豆腐(乾)	496	1.7	50.5	34.1	630	0.02	1.1
油揚げ(生)	377	—	23.4	34.4	310	0.07	0
糸引き納豆	184	2.6	16.5	10	91	0.24	0

■ 豆類・種実類

	エネルギー (kcal)	糖質 (g)	たんぱく質 (g)	脂質 (g)	カルシウム (mg)	ビタミンB6 (mg)	食塩相当量 (g)
大豆(水煮缶詰)	124	0.9	12.9	6.7	100	0.01	0.5
あずき(ゆで小豆缶詰)	202	45.8	4.4	0.4	13	0.05	0.2
ごま(いり)	605	5.9	20.3	54.2	1200	0.64	0
くるみ(いり)	713	4.2	14.6	68.8	85	0.49	0
ピスタチオ(いり、味付け)	617	11.7	17.4	56.1	120	1.22	0.7
アーモンド(フライ、味付け)	626	7.8	21.3	55.7	240	0.10	0.3
ピーナッツ(いり)	613	9.9	25.0	49.6	50	0.46	0
カシューナッツ(フライ、味付け)	591	20.0	19.8	47.6	38	0.36	0.6

■ きのこ類

	エネルギー (kcal)	糖質 (g)	たんぱく質 (g)	脂質 (g)	カルシウム (mg)	ビタミンB6 (mg)	食塩相当量 (g)
しめじ	26	1.8	2.7	0.5	1	0.09	0
しいたけ(乾)	258	15.8	21.2	2.8	12	0.49	0
まいたけ	22	0.9	2.0	0.5	Tr	0.06	0
えのき	34	3.7	2.7	0.2	Tr	0.12	0
なめこ	21	2.0	1.8	0.2	4	0.05	0
エリンギ	31	2.6	2.8	0.4	Tr	0.14	0

■ 果実

	エネルギー (kcal)	糖質 (g)	たんぱく質 (g)	脂質 (g)	カルシウム (mg)	ビタミンB6 (mg)	食塩相当量 (g)
いちご	31	7.1	0.9	0.1	17	0.04	0
キウイフルーツ	51	10.8	1.0	0.2	26	0.11	0
さくらんぼ	64	14.0	1.0	0.2	13	0.02	0
パイナップル	54	12.5	0.6	0.1	11	0.10	0
バナナ	93	21.4	1.1	0.2	6	0.38	0
ぶどう(皮なし)	58	15.2	0.4	0.1	6	0.04	0
もも	38	8.9	0.6	0.1	4	0.02	0
りんご(皮なし)	53	14.1	0.1	0.2	3	0.04	0
レモン	43	7.6	0.9	0.7	67	0.08	0

■ 菓子

	エネルギー (kcal)	糖質 (g)	たんぱく質 (g)	脂質 (g)	カルシウム (mg)	ビタミンB6 (mg)	食塩相当量 (g)
カステラ	313	(61.3)	(7.1)	(5.0)	(27)	(0.05)	(0.2)
どら焼き(つぶあん)	292	(56.0)	(6.6)	(3.2)	(22)	(0.04)	(0.4)
揚げせんべい	458	(70.8)	(5.6)	(17.4)	(5.0)	(0.11)	(1.2)
ビスケット(ハードビスケット)	422	75.5	7.6	10.0	330	0.06	0.8
キャラメル	426	77.9	4.0	11.7	190	0.02	0.3
シュークリーム	211	(25.2)	(6.0)	(11.4)	(91)	(0.07)	(0.2)
ドーナツ	379	(42.4)	(7.2)	(20.2)	(43)	(0.05)	(0.8)
ホットケーキ	253	(44.2)	(7.7)	(5.4)	(110)	(0.05)	(0.7)
ワッフル(カスタード入り)	241	(37.3)	(7.3)	(7.9)	(99)	(0.07)	(0.2)
カスタードプリン	116	(14.0)	(5.7)	(5.5)	(81)	(0.05)	(0.2)
マシュマロ	324	(79.3)	(2.1)	0	(1)	0	0
オレンジゼリー	80	(19.6)	(2.1)	(0.1)	(9)	(0.06)	0
コーヒーゼリー	43	(10.3)	(1.6)	0	(2)	0	0
ミルクチョコレート	550	51.9	6.9	34.1	240	0.11	0.2
ホワイトチョコレート	588	50.3	7.2	39.5	250	0.05	0.2
ショートケーキ(果実なし)	318	(41.7)	(6.9)	(15.2)	(31)	(0.04)	(0.2)
ベイクドチーズケーキ	299	(23.1)	(8.5)	(21.2)	(53)	(0.05)	(0.5)
レアチーズケーキ	349	(22.2)	(5.8)	(27.5)	(98)	(0.03)	(0.5)

著者：栗原毅（くりはら・たけし）

1951 年新潟県生まれ。北里大学医学部卒業。医学博士、日本肝臓学会専門医、日本血管血流学会理事。前東京女子医科大学教授、前慶應義塾大学特任教授。現在は栗原クリニック東京・日本橋院長を務める。治療だけでなく予防にも力を入れており「血液サラサラ」の提唱者のひとり。テレビ、新聞、雑誌などのメディアでも、わかりやすい解説が人気を博す。『眠れなくなるほど面白い 図解 内臓脂肪の話』（日本文芸社）、『お腹の脂肪は高カカオチョコですっきり落ちる！』（小社刊）など著書・監修書多数。

STAFF

協力／栗原丈徳（栗原ヘルスケア研究所・歯科医師）
構成／岡田 大
カバー・本文イラスト／うてのての
カバー・本文デザイン／沢田幸平（happeace）
DTP／平田治久（NOVO）
校正／山本尚幸
写真提供／ PIXTA
シルエット／ Silhouette AC

参考文献

『1 週間で勝手に痩せていく体になるすごい方法』（栗原 毅著／日本文芸社）
『眠れなくなるほど面白い 図解 内臓脂肪の話』（栗原 毅監修／日本文芸社）
『図解で改善！ ズボラでもラクラク！ 1 週間で脂肪肝はスッキリよくなる』（栗原 毅著／三笠書房）
『面白いほどわかる脂肪の新常識』（栗原 毅監修／宝島社）
※そのほか、多数の書籍や Web サイトなども参考にしています。

たった7日間で
自然にやせていく体をつくる本

2024年12月31日　第 I 刷発行

著者　栗原　毅
発行人　川畑　勝
編集人　滝口勝弘
編集担当　神山光伸
発行所　株式会社Gakken
〒 141-8416　東京都品川区西五反田 2-11-8
印刷所　中央精版印刷株式会社

●この本に関する各種お問い合わせ先
本の内容については、下記サイトのお問い合わせフォームよりお願いします。
https://www.corp-gakken.co.jp/contact/
在庫については　Tel 03-6431-1201（販売部）
不良品（落丁、乱丁）については　Tel 0570-000577
学研業務センター　〒 354-0045 埼玉県入間郡三芳町上富 279-1
上記以外のお問い合わせは　Tel 0570-056-710（学研グループ総合案内）

学研グループの書籍・雑誌についての新刊情報・詳細情報は、下記をご覧ください。
学研出版サイト　https://hon.gakken.jp/